Ueber

intrauterine unblutige Behandlung.

Von

Dr. Sigismund Goldschmidt,
pract. Arzt in Berlin.

Berlin.
Druck und Verlag von G. Reimer.
1876.

Vorrede.

Das vorliegende Werk hat den Zweck, den practischen Arzt in eingehender Weise mit einer Reihe von Eingriffen bekannt zu machen, deren Technik eine leichte, deren Werth für die Heilung oder Linderung so vieler Frauenleiden ein ungeheurer ist. Ich bin mir bewusst, dass der Specialist aus meinem Werke wenig oder gar nichts lernen kann, und ist dasselbe für den Gynäkologen vom Fache nicht bestimmt. Aber anders steht es mit dem practischen Arzte. Er ist verpflichtet alles das auszuführen, wozu eine besondere Technik nicht erforderlich ist. Dies gilt ganz besonders von dem Landarzte, der nicht, wie dies in einer grossen Stadt thunlich ist, jeden gynäkologischen Fall einem Specialisten zuweisen kann. Er muss vieles selbst angreifen und wird einem erfahreneren Collegen der grossen Stadt nur solche Patienten zuschicken dürfen, bei denen 1) keine augenblickliche Gefahr im Verzuge ist; 2) bei denen eine längere oder kürzere

Abwesenheit von der Heimath möglich ist; 3) solche, von denen zu hoffen ist, dass sie nach einem kürzeren oder längeren Aufenthalte fern von der Heimath wirklich geheilt werden können. Aber auch um dieses zu entscheiden, muss er sich mit den in dem vorliegenden Werke besprochenen Methoden vertraut machen. Er muss die Untersuchung selbst vorzunehmen im Stande sein, will er den Vorwurf nicht wagen, er habe leichtsinniger Weise eine Patientin behufs Operation fortgeschickt, während vielleicht eine einfache Pressschwamm-Einführung genügt hätte, um ihn über das wahre, nicht operirbare Leiden zu unterrichten.

Die intrauterine Behandlung bedarf schon deshalb des Studiums eines jeden Arztes, weil hier oft Behandlung und Untersuchung zusammenfallen und letztere mindestens von einem jeden Practiker verstanden werden müsste.

Ich habe es absichtlich vermieden, Fragen, die heute noch sehr unentschieden sind, eingehender zu besprechen. So verweise ich alle diejenigen, die über die intrauterine Lage - Anomalien - Behandlung unterrichtet sein wollen, auf die vorzüglichen Monographien hierüber. Aber so fertig liegt die Frage über dies Capitel nicht vor uns, dass wir im Stande wären auch nur annähernd das Positive von dem Hypothetischen zu trennen.

Hingegen habe ich die Frage über Sonde, Pressschwamm, medicamentöse Behandlung in ihren verschiedenen Formen eingehend behandelt, so dass ich sowohl aus der Literatur, als auch aus eigener Erfahrung möglichst vieles beizubringen versucht habe, was schliesslich zu einem positiven Resultat führen kann.

Noch eines Umstandes muss ich Erwähnung thun. Ein therapeutisches Lehrbuch, und das vorliegende soll ja ein solches sein, verfasst von einem Nichtkliniker, erregt zum Theil berechtigte Zweifel. Man bezweifelt die Möglichkeit einer genauen Controle, man traut, den guten Willen und die Ehrlichkeit des Verfassers vorausgesetzt, demselben nicht einmal die Fähigkeit zu, mit dem, dem Kliniker eigenthümlichen Scharfblick zu sichten. Dem ersten dieser Vorwürfe muss ich im Voraus dadurch begegnen, dass ich die Herren Kliniker darauf aufmerksam mache, dass auch sie das meiste Material über dasjenige Thema, welches ich behandle, ausser der Klinik sammeln, nämlich in der Poliklinik. Es kann nicht jede Patientin, die einer Sondenuntersuchung unterworfen wird, als „klinische“ betrachtet werden, darum, weil sie in dem Gebäude der Klinik untersucht wird. Und ob ich die von mir behandelten Patienten als Poliklinische oder als Private bezeichne, ist vollkommen gleichgültig. Was den zweiten, weit berechtigteren Vorwurf anbetrifft, so muss ich dem gegenüber allerdings zugestehen, dass im Allgemeinen die Praxis eines Klinikers eine grössere, seine Routine eine bedeutendere, sein Blick ein schärferer ist. Doch gilt dies nur im Allgemeinen, und kann gewiss jeder Arzt, der emsig und fleissig sich im Untersuchen übt, dieselbe Fähigkeit erringen, vorausgesetzt, dass ein reiches Material ihm zu Gebote steht. — Ueber ein solches habe ich nun glücklicherweise verfügen können. In einem Arbeiterviertel Berlin's mehrere Jahre hindurch wohnend, unter einer weiblichen Bevölkerung, wo (man halte dies nicht für übertrieben) fast jede dritte Frau an der Gebärmutter leidend ist, ferner als Arzt eines grossen Kranken-Pflegevereins, und als solcher bei einer Arbeiterinnen-Kasse thätig, stand mir ein reiches Material zur Verfügung, welches durch die Freundlichkeit vieler Collegen, die meine Neigung zur Gynäkologie kennend, mir vielfach zur Behandlung und zu Consultationen Kranke übergaben, reichlich vermehrt wurde.

Ein jedes ärztliche Werk hat erst dann seinen practischen Nutzen gezeigt, wenn seine Rathschläge wirklich von Erfolg gekrönt sind. Die Zukunft wird lehren, wie nah oder fern ich diesem höchsten Ideal eines medicinischen Schriftstellers gekommen bin.

Berlin im Juni 1876.

Inhalt.

Berichtigungen.

Seite 16, Zeile 4 v. u. „4) Um künstlichen Abort anzuregen", fällt weg.
„ 30, Zeile 11 v. o. statt: Atschill, lies: Atchill.
„ 32, Zeile 12 v. u. statt: 30, lies: 20.
„ 66, Zeile 5 v. u. statt: ergossene Meleculen, lies: ergossenen Molecule.
„ 79, Zeile 12 v. u. statt: mit, lies: die.
„ 104, Zeile 10 v. o. fällt „in" vor „den Injectionen" weg.
„ 109, Zeile 4 v. u. statt: solcher, lies: böser.
„ 110, Zeile 7 v. u. statt: Dilation, lies: Dilatation.

Einleitung.

Die intrauterine Behandlung der nicht schwangeren und nicht puerperalen Gebärmutter bezieht sich im Allgemeinen auf alle diejenigen operativen Eingriffe, die in dem Innern der Gebärmutter, behufs Untersuchung oder Heilung dieses Organs selbst, oder irgend eines anderen Körpertheils, der mit der Gebärmutter in directer oder indirecter Beziehung steht, vorgenommen werden.

So gehört der intrauterinen Behandlung ein guter Theil der Gebärmutterchirurgie an. Im weitesten Sinne zählt man hierzu sämmtliche blutige und unblutige Operationen, die sich auf der Innenfläche des Uterus abspielen, oder auf derselben ihren Angriffspunkt haben, dann aber entweder auf andere Partien der Gebärmutter, oder sonst auf ein, im Zusammenhange mit dem Uterus stehendes Organ übergehen, oder auch solche, die von irgend welchem Punkte ausgehend, sich bis in das Innere der Gebärmutter fortsetzen, oder endlich alle diejenigen operativen und medicamentösen Vorgänge, die an irgend einem Punkte des Organismus vorgenommen, die Heilung des Gebärmutterinnern zum Ziele haben.

In diesem Sinne jedoch soll die intrauterine Behandlung von uns nicht besprochen werden. Vielmehr sollen die blutigen Operationen des Uterus, soweit dies thunlich ist, möglichst wenig berührt werden, oder nur insoweit, als es eine im Bereiche unseres engeren Themas liegende Frage zur Vergleichung oder Erläuterung erfordert. Wir verstehen unter der „intrauterinen Behandlung“ eine Reihe jener unblutigen Eingriffe, die sich an die Sondenuntersuchung anschliessen: die Behandlung mit dem Pressschwamm, die Einführung von Medicamenten in den Uterus, die galvanische und die caustische Behandlung des Innern der Gebärmutter. Das Thema der Behandlung mit Intrauterin-Pessarien haben wir, aus den in der Vorrede angeführten Motiven, nicht näher erörtert, und wird dasselbe, nur im Anschluss an die Sondenbehandlung, seine Berücksichtigung finden.

In diesem Sinne ist der Name „intrauterine Behandlung“ schon öfters aufgefasst worden, und war Gegenstand der Debatte auf mehreren, ärztlichen Congressen. Man kann daher nicht mit Unrecht annehmen, dass der technische Ausdruck, den wir als Titel unseres Buches gewählt, in der Anschauung, der Aerzte sich als Inhalt derjenigen Manipulationen, die wir behandeln, herausstellt. Freilich ist, wie wir schon gesehen haben, die Reihe der intrauterinen Eingriffe eine weit grössere. Es geht hiermit, wie mit dem Begriffe: „accouchement forcé“. Jeder Geburtshelfer weiss, dass hiermit eine bestimmte, beschränkte Reihe operativer Eingriffe gemeint ist, wenn auch der logische Begriff einen weit grösseren Inhalt andeutet.

Es wird sich nicht vermeiden lassen, dass wir so Manches mit behandeln, was die engen Grenzen unseres Thema's überschreitet, und dies soll überall da geschehen, wo eine Vergleichung oder Erläuterung zum besseren Verständniss des Gegenstandes nöthig ist, oder auch da, wo eine Combination des intrauterinen Verfahrens mit irgend einem anderen durchaus nothwendig oder wünschenswerth ist.

Die intrauterine, unblutige Behandlung ist ein zum Theil

rein diagnostisches Verfahren; um so grösser ist ihre Bedeutung. In keinem Gebiete schliessen sich Diagnose und Therapie so eng aneinander, als in der Gebärmutter-Chirurgie. Hier wird das Mittel der Diagnose oft auch der einzige Hebel der Therapie.

Etwas ausführlicher mussten wir uns mit der Frage der topischen, medicamentösen Behandlung beschäftigen, und hier sind es wiederum die Injectionen, die wir besonders in's Auge haben fassen müssen. Ihre relative Gefahrlosigkeit, ganz besonders ihre eigentliche Wirkung wurde experimentell in früheren Arbeiten geprüft, und musste ich auf diese Arbeiten zurückkommen und für das nähere Verständniss der Wirkung der Injectionen einen besonderen Abschnitt über Caustica und Adstringentia, sowie über Blutstillung einschalten. Da diese Experimente manche neue Thatsache enthalten, die für das Verständniss unserer Aufgabe förderlich ist, so wird man die Einschaltung verzeihlich finden.

Es wäre leichter für uns gewesen, in der Weise gynäkologischer Lehrbücher zu verfahren, d. h. von anatomischen Veränderungen ausgehend, die Aetiologie der Krankheit, deren Entstehung, Verlauf zu schildern, sodann auf die Therapie übergehend, die intrauterine Behandlung besonders betonen. Aber, was einem Lehrbuche gestattet ist, und bei diesem sich als practisch erwiesen, würde einer, einem besonderen therapeutischen Capitel, gewidmeten Arbeit zum Vorwurfe gereichen müssen. Ueberdies ist die Symptomatologie der Gebärmutter-Krankheiten im Allgemeinen eine ziemlich monotone, so dass man aus dieser allein weder ein klinisches Bild, noch eine Therapie construiren kann. (Wir fassen die Symptomatologie in engerem Sinne auf, d. h. als diejenigen Zeichen der Krankheit, die vom Patienten subjectiv wahrgenommen, und vom Arzte ohne instrumentale Untersuchung festgestellt werden können.) Unbestimmte Schmerzen im Kreuze, in den Oberschenkeln, im Leibe, die bald grösser bald geringer werden, Fluor albus, Dismenorrhoë, Amenorrhoë, Hämorrhagien, Empfindlichkeit der peritonealen Theile, die den Uterus umgeben, Blasenbeschwerden, Obstructionen, Varicen der unteren Extremitäten und des Afters, Sterilität, Neuralgien und die Legion hysterischer Beschwerden; dies sind alles Zeichen, die wir fast immer finden, und aus denen sich nicht das Mindeste für Diagnose oder Therapie entnehmen lässt.

Aber auch die anatomischen Veränderungen erklären nicht alle Symptome, so dass auch auf diesen Befund allein, eine Therapie sich keineswegs bauen, noch ein klinisches Bild sich aufstellen lässt. Ein Herzklappenfehler, eine Gehirnveränderung, eine Rückenmarksentartung, eine Lungenzerstörung, sie alle sind von so prägnanten Symptomen gefolgt, dass wir im Voraus sagen können, wenn dies und dies eintritt, so muss diese und diese Gruppe von Erscheinungen unbedingt folgen. In der Gebärmutter-Diagnose ist dies vor der Hand ganz anders. Scheinbar dieselben Symptome entstammen den verschiedensten Ursachen, und wiederum die verschiedensten Ursachen geben klinisch gleiche, oder zum Verwechseln ähnliche Bilder. Ich erinnere daran, welche Summe von krankhaften Erscheinungen die Version in einem Falle giebt, während in einem anderen, eine Jahre lang bestehende Version, ja selbst eine Flexion von keinem Symptome gefolgt ist.

Ich behandle jetzt eine Frau, die nicht die Spur von Gebärmutter-Symptomen angiebt. Sie ist regelmässig menstruirt, hat während der Regel keine Kreuzschmerzen, keinen übermässigen Blutverlust, sie hat keinen Fluor; und doch ist die Gebärmutter eine wahre Musterkarte pathologischer Processe. Dieselbe zeigt ein sehr enges Orificium, eine Stenose im Innern, sie ist sehr beweglich, herabgesunken und zeigt überdies eine fünf Groschen grosse fungöse, bei Berührung mit der Sonde, leicht blutende Geschwürsfläche. Die Klagen der Frau beziehen sich nur auf heftigen Kopfschmerz, der regelmässig in der Menstruation sich so steigert, dass die Patientin fast rasend wird. Es ist kaum glaublich, wie sehr sich der Zustand der Frau gebessert hat, seitdem sie local behandelt wird, und wie die Heilung des localen Processes mit der Allgemeinbesserung gleichen Schritt hält.

Wir halten also den umgekehrten Weg für den zweckmässigeren, und werden von der Therapie ausgehend, zu den pathologischen Bildern zurückkehren, die uns veranlasst haben, ein oder das andere Verfahren einzuschlagen und festzuhalten.

So ungern wir dies auch thun, so müssen wir, wegen der schwankenden Terminologie der Gynäkologen, oft einem Namen auch eine Beschreibung des Objectes hinzufügen. Jede überflüssige anatomische Erläuterung jedoch werden wir zu vermeiden suchen. Unsere Krankengeschichten sollen möglichst gedrängt sein, und alles Unwesentliche wird weggelassen werden. Ich glaube der Leser wird uns Dank wissen, wenn wir mit denselben sparsam sind und ihm nur solche Fälle, die einen entschieden paradigmatischen Werth haben, vorführen.

Historischer Ueberblick.

Einzelne Versuche, in das Innere der Gebärmutter einzudringen, sind gewiss sowohl zu diagnostischen, wie zu therapeutischen Zwecken schon im Alterthume gemacht worden, doch werden wir uns nicht bemühen denselben nachzugehen, da sie für die Praxis ohne Werth geblieben sind. Eine medicinische Idee oder therapeutische Erfindung, sie mag noch so genial ausgedacht sein, wird an und für sich nie historische Bedeutung erlangen. Erst wenn diese Idee die Basis zu einer Methode abgiebt, erst dann darf sie einen Platz in der Geschichte der Heilkunde beanspruchen, und halten wir diesen Grundsatz fest, so müssen wir die intrauterine Behandlung als etwas der neuesten Zeit Angehörendes bezeichnen.

Die Methode beginnt eigentlich mit Recamier und Simpson. In dem vorzüglichen Werke der Mme. Boivin[1]) und Dugès, welches auf die Untersuchung mit dem Speculum so grosses Gewicht legt und die schönsten Zeichnungen nach der Natur von der Portio vaginalis liefert, ist nicht einmal eine Andeutung der intrauterinen Therapie zu finden.

[1]) Traités des maladies de l'uterus et de ses adnexes par Mme. Boivin und Mr. Dugès (Paris 1831).

Lisfranc[1]) beginnt bereits die Wichtigkeit dieser Methode zu begreifen, und doch ist es erstaunlich, dass trotzdem er auf die Untersuchung des Secrets des Uteruskörpers so grosses Gewicht legt, er eine eigentliche intrauterine Therapie nicht anerkennen will. Er lässt behufs der Diagnose das Orificium im Speculum mit einer stumpfen, federnden Pincette auseinander spreizen, behufs Erlangung des Secrets führt er elastische Catheter in den Fundus uteri ein, allein die Therapie, die er darauf gründet, ist keine intrauterine, und man versteht es kaum, warum er diese Befunde sucht, da er sie therapeutisch nicht verwendet.

Im Jahre 1846 tritt Recamier[2]) mit der Beschreibung seines Apparates heraus. Er besteht 1) aus einem Schabeisen, 2) einer gekrümmten und graden Sonde, 3) einem Aetzmittelträger. Er meint, wenn trotz geheilter Granulationen am Collum, die er mit dem Speculum findet, Fluor- und Blutabgang fortbestehen, so sind in dem Fundus Fungositäten anzunehmen. Diese Fungositäten werden dann mit dem Schabeisen ausgekratzt, zuweilen hinterher noch mit Höllenstein nachgeätzt. Jetzt beginnen die vorzüglichsten französischen Chirurgen sich mit der Recamier'schen Methode zu beschäftigen. Chassaignac[3]) glaubt man könne das Ausschaben wohl entbehren, und das Aetzen mit Argent. in Substanz genüge, um die Fungositäten zu zerstören. Um es leicht einzuführen, schmilzt er dasselbe um eine Platinaxe, welche an einem sondenähnlichen Stabe vorgeschoben wird.

Die Curette jedoch beginnt trotz der gewichtigen Autorität Chassaignac's ein gebräuliches Instrument zu werden.

---

[1]) Lisfranc's Vorlesungen über Krankheiten der Gebärmutter und deren Anhänge (1831).

[2]) (Annales d. therapeut. 1846 u. l'union médicale 66—70. 1850.)

[3]) Bulletin de therapie, December 48.

Nélaton[1]) heilt nach Recemier's Vorschrift zwei Fälle, Nonat[2]), Roberts, Maisonneuve, alles vorzügliche Chirurgen und Gynäkologen, rühmen die Curette. Während so die Ausschabung in Frankreich eine gangbare intrauterine Behandlung war, scheint sie in England seltener geübt worden zu sein. Hier wendet man sich mehr der medicamentösen Behandlung zu, und zwar sind es meist starke Caustica, daneben Blutstillungsmittel, die in den Uterus gebracht werden, so dass im Jahre 1856 Rigby[3]) eine neue Art von Gebärmutterentzündung constatirt, die er seit dem Jahre 1848 erst bemerkt zu haben glaubt, nämlich „die Metritis in Folge von Cauterisationen". Die Symptome dieser Metritis sind: grosse Empfindlichkeit beim Sondiren, reichlicher, wässeriger Ausfluss, Erweiterung der Höhle. Barnes[4]) warnt ebenfalls vor Aetzmitteln, besonders vor Aetzkali, wenn er auch sonst ein warmer Anhänger intrauteriner Behandlung ist. Hiernach kämen leicht Stricturen, und müsse man mindestens Bougies dem Aetzen mit Kali nachschicken.

Es scheint, wie überall, auch hier die Uebertreibung die Methode discreditirt zu haben, so dass man durch zu heroïsche Mittel die Sache eher verschlimmert als gebessert hat. Als Simpson mit der Sonde, die erst durch ihn allgemeine Anwendung erlangte, den geknickten Uterus langsam in die Höhe richtete, als er den reponirten Uterus durch seine Intrauterinstäbe in der richtigen Lage reponirt erhalten konnte, als er es sogar wagte durch bilaterale Incisionen die Portio weit in den Canal hinein zu spalten und zu erweitern, da glaubte man, der Uterus sei überhaupt das insensibelste Organ, welches man ohne Weiteres ausschaben, umbiegen,

[1]) Gaz. des hôpit. 17. 1853.
[2]) Gaz. des hôpit. 93. 1853.
[3]) Med. times and Gaz. Jan. 1856.
[4]) Lancet. I. 25. Juni 1856.

auskratzen könne. Nur zu bald überzeugte sich die ärztliche Welt, dass, um die Methode Simpson's richtig ausüben zu können, auch Simpson's Hand gehörte, und da wurde man bald gewahr, dass die reactionslos verlaufenden Fälle der Sondirungs-Eingriffe, der Cauterisationen und der Injectionen die seltneren waren.

In Deutschland hatte der grosse Prager Gynäkologe Kiwisch um die Palme der Entdeckung mit Simpson gerungen, denn auch er führte fast gleichzeitig mit dem Edinburger Arzte die Sonde in die Praxis ein. Es ist zu bekannt, dass grade von der Prager Schule eine Reaction gegen die Sonde ausging, und dass Scanzoni, der jetzige Würzburger Gynäkologe, in Prag unter Kiwisch gebildet, seine gewichtige Autorität gegen übermässige Anwendung der Sonde benutzte. Die Recamier'sche Methode der Auskratzung hat in Deutschland nie allzugrosse Verbreitung gefunden. Hingegen haben die Cauterisationen mit flüssigen und festen Substanzen, in fester und pulveriger Form grössere Anwendung erlangt. Kilian[1]) giebt ein Metrophyseterion, einen Pulverisateur für die Gebärmutter an, und erst später erfindet Braun in Wien eine Spritze, welche wie eine Sonde sich einführen lässt und aus seitlichen Oeffnungen der Injectionsflüssigkeit Abfluss gestattet. Aber alle diese Methoden, so mannigfach die Medicamente auch sein mögen, so verschieden die Formen als Suppositorien, Stäbchen etc. auch sind, kommen immer zu keiner vollkommenen Wirkung. Es fehlt noch die Möglichkeit in allen Fällen die Flüssigkeit oder das Medicament heraufzubringen, dann aber kann die eingeführte und retinirte Flüssigkeit heftige Erscheinungen bedingen. Der Mangel eines gehörigen Dilatators schadet auch den übrigen uterinen Eingriffen, und der Dilatator Barnes, sowie andere Instrumente sind nicht zuverlässig und können dem Mangel nicht abhelfen,

[1]) Rhein. Monatsschr. (1849).

so dass C. Meyer[1]) in einem Aufsatze über Sterilität die Injectionen in den Uterus als höchst gefährlich widerräth, die Dilatationen aber zur Heilung als unzuverlässig verwirft.

Es ist wahr, dass schon im Jahr 1847[2]) Simpson Pressschwämme zur Erweiterung der Gebärmutter anwandte[3]), aber er that es um die Diagnose der intrauterinen Polypen stellen zu können, ferner um dieselben operativ abzunehmen. Zuweilen macht er auch diese Vorbereitungscour, um kleine Excrescenzen mit dem Nagel abzukratzen und hinterher ätzt er die Fläche der Schleimhaut mit Aetzkali, dessen Wirkung er durch Nachspritzungen von Essigsäure zu lindern sucht. Aber die Simpson'schen Pressschwämme sind dermaassen ungeschickt und durch Fette und Harze bedeckt, dass sie eine allgemeine Verbreitung nie haben erlangen können. Erst viel später wurden die Pressschwämme durch Marion Sims ihres Harzüberzuges beraubt, und weist er auf die Bedeutung derselben in energischer Weise hin. Unter den deutschen Klinikern aber gebührt Spiegelberg das Lob, die Wichtigkeit der Uterusdilatation, bevor in denselben Medicamente eingebracht werden, betont zu haben.

Es ist schwer die Geschichte eines so jungen Verfahrens genau darzustellen, besonders da viele für die Entwickelung derselben wichtige Daten, versteckt und als Notizen sich vorfinden. Es war mir darum zu thun, in grossen Zügen die Leistungen derjenigen Männer historisch zusammen zu stellen, die grade für intrauterine Behandlung hervorragende Bedeutung erhalten haben. Um jedoch eine vollständigere Angabe auch der weniger bekannten Leistungen auf diesem Gebiete mit zu erwähnen, lassen wir in möglichst chronologischer Reihenfolge alles dasjenige hier folgen, was für die Geschichte unseres

[1]) Monatsschr. f. Gbtskde. VIII. p. 313.

[2]) Lancet, Oct. u. Dec. 1855.

[3]) Monthly Journal of medical Science. Juli 1847 p. 288 u. Jan. 1850.

Themas von Wichtigkeit sein könnte. Bei den einzelnen Abschnitten überdies, werden wir es nicht unterlassen, ebenfalls historische Bemerkungen einzuschieben, so dass neben der allgemeinen intrauterinen Behandlung auch jede einzelne Art derselben ihre besondere Berücksichtigung finden soll.

Meinel, Bericht über Behandlung der Syphilis im Nürnberger Krankenhause, wendet gegen Gebärmuttertripper intrauterin Höllenstein in Substanz an. Die Folgen sind sehr heftiger Natur. Peritonitis etc. Heilung selten. Jod-Eisen und Blei sind ohne jede Reaction gewesen, aber auch ohne Heileffect. (Deutsche Klinik 3 u. 4. 1849.)

Williams hat durch intrauterine Aetzungen öfter Verwachsungen beobachtet. Bennet hat dergleichen nie constatiren können. (Lond. Gaz. March 1850.)

Chomel macht gegen Blutungen, die auf Fungositäten beruhen, wiederholte Aetzungen mit Lapis in Substanz. (L'union 7. 1851.)

Jobert de Lamballe hat in 2 Fällen ein Intrauterin-Speculum von sich mit Nutzen angewandt. (Gaz. d. hôpit. 93. 1853.)

Duchesne giebt zur Electrisirung des Uterusinnern einen „besonderen Excitateur uterin double" an. Er wendet die El. gegen Amenorrhoe an.

Gautin empfiehlt als Vorbereitungskur für Uterusätzungen vorangegangenes Einschieben von in Alaun getauchten Charpiebäuschchen. (Gaz. d. hôpit. 119. 1855.)

Cumming erweitert bei Blenorrhoea uteri denselben mittelst Pressschwamm und führt mittelst einer Federspule Argentum ein. Ausser geringer Empfindlichkeit, die mit Breiumschlägen leicht bekämpft wurde, keinerlei Beschwerden. Bei Excrescenzen soll die Schleimhaut mit einem halbstumpfen Schabeisen, bei weichen, mit dem Fingernagel abgekratzt werden. Diesen Abschabungen sollen Argentum-Cauterisationen nachgeschickt werden. (Lancet. Oct. u. Dec. 1855.)

Bois de Laury schiebt eine Masse aus Zinkchlorid und Guttapercha bestehend, die leicht knetbar ist, in den Uterus. Nach 24 Stunden ist die Masse geschmolzen, und die Guttapercha kann leicht entfernt werden. Sodann wird mit Argentum oder leicht adstringirenden Mitteln nachgespritzt. (Gaz. d. hôpit. 88. 1856.)

Plouviez hat die Gebärmutter 83 mal cauterisirt, 4 mal mit Glüheisen, 15 mal mit Butyr. Antimonii, 15 mal mit salpeters. Quecksilber, 40 mal mit Argent., 4 mal mit Cuprum, 7 mal mit Alaun, ohne je einen unangenehmen Zwischenfall erlebt zu haben. Er cauterisirt in einem besonderen Speculum. Die von ihm beobachteten Vorsichtsmaassregeln sind: 1) Der Uterus wird zugänglich gemacht. 2) Die Agentien dürfen nur kurze Zeit einwirken. 3) Bevor irgend ein Medicament wiederholt wird, müssen sämmtliche Reactionserscheinungen der vorangegangenen gewichen sein. 4) Er cauterisirt nie während oder kurz vor der Menstruation. (Journ. de Bruxelles. Fevr. et Mars 1857.)

Dr. Decoisne hat wegen Fungositäten einer Frau nach Recamier die Gebärmutter ausgeschabt und nachträglich cauterisirt. Kein Erfolg. Hingegen blieben die Hämorrhagien nach Digitalispillen aus. (Gaz. des hôpit. 41. 1859.)

Castilhes leugnet die Existenz der Fungositäten, hingegen nimmt er Granula an, die als Folge chronischer Metritis auftreten. Gegen diese müsse man mit Cauterisationen vorgehen. Er führt zu diesem Behufe mittelst eines porte caustique Höllenstein in Substanz ein. Die Diagnose dieser Granula wird gestellt, falls die Sonde im Speculum nicht vordringen kann, und Grund vorliegt, die Ursache der Blutung jenseits der Behinderungsstelle zu suchen. (Gaz. hebdomedaire VI. 2. 1859.)

Becquerel (Vorles. herausgegeben v. Boudet) bestreitet, dass die von Recamier entfernten Partikeln Fungositäten sind. Sie sind nichts anderes als abgerissene Schleimhautpartien. Hingegen giebt es in der That Granula, welche für Fungi gehalten worden sind. (Granulöse Entzündung.) Das Aetzen mit Argent. ist ein energisch wirksames, aber höchst gefährliches Mittel. Viel besser ist es, statt ihrer Tanninstifte zu nehmen, die mit Traganthgummi gemengt, sich leicht als Suppositorien in den Uterus einführen lassen. (Vorlesungen, herausgegeben v. Boudet. L'union 82. 83. 1860.)

Routh. Man vermindert die Gefahr des Abschabens durch nachträgliches Ausspülen des Innern. Die Fungi sind kleine Polypen. Bei Entzündungs-Zuständen müsse man sich vor jedem Eingriffe hüten, aber ist keine Entzündung vorhanden, so schade eine Abrasion nichts. Erweitert man sodann die Gebärmutter und injicirt Eisenchlorid oder Jod, so ist stets ein günstiger Erfolg zu erwarten. (Obstetric transactions II. p. 177.)

Filt geht nur gegen diejenigen Geschwüre vor, die keinen diphtheritischen Charakter haben. Gegen diese sind alle Aetzungen irrationell. Bei chronischen Catarrhen ätzt er mit Argent. 1— 4.(Handbook of uterine Therapeutics. London 1863.)

Priestley beschreibt einen neuen Dilatator. (Med. times and Gaz. March 5. No. 257. 1864.)

Lazarewicz construirt eine neue Sonde behufs Einführung des os uteri in das Speculum. Die Sonde dient gleichzeitig als intrauterines Speculum. (Wien. med. Wochenschr. XIV. 92. 1864.)

Martin führt mittelst eines eigenen Aetzmittelträgers Argent. in den Uterus und lässt dasselbe darin liegen. Er hat von dieser Methode nie unangenehme Folgen gesehen. Lauwarme Lösungen von Cupr. aluminatum oder Cupr. sulfur. leisten gegen Blutungen sowohl, als gegen Catarrhe zuweilen erhebliche Dienste. (Berl. klin. Wochenschr. II. 16. 1865.)

Auf der 42. Versammlung Deutscher Naturforscher und Aerzte war eine längere Debatte über intrauterine Behandlung. Credé, welcher dieselbe anregte, ist ein bedingter Gegner der Sonde, ebenso der intrauterinen Pessarien, der blutigen Dilatation und der Pressschwämme. Die Injectionen in den Uterus gab er völlig auf, wegen ihrer grossen Gefahr. Dagegen rühmt Hegar die Sonde, den Pressschwamm (Luminaria), auch die Injectionen, jedoch dies alles weniger bei Krankheiten des Uterus, als vielmehr bei Blutungen nach Aborten. Rehm prüft, bevor er injicirt, vorher die Empfindlichkeit mittelst der der Sonde. Freund bedient sich in seltenen Fällen der Sonde, deren Entbehrlichkeit in den meisten Fällen auch er betont, der Laminaria und des Intrauterin-Pessaires niemals. Den Pressschwamm benutzt er in seltenen Fällen, Injectionen macht er nie. Zu Aetzungen bedient er sich des Lapis in Substanz und des Plumbum aceticum. Dr. Männel aus Dresden hat nach 50 Injectionen mit Eisenchlorid 4 mal Kolik gesehen (2 mal bei Retroversion und 1 mal bei einer Blenorrhöe einer Hysterica). Nach 60 Injectionen von Acid. pyrolignos. 1 mal Kolik. Nach 55 Aetzungen mit Argent. 2 mal Blutungen (?). Er hält das Injiciren für ungefährlich, doch giebt er den medicamentösen Wieken im Allgemeinen den Vorzug. Bei Sonden-Repositionen prüft er die Empfindlichkeit erst mit elastischem Catheter, sodann mit Zinndraht. Hildebrandt hält die intrauterine Behandlung für unentbehrlich. Das Anwenden der Elektricität nütze mit schwachen Strömen nichts, mit starken sei es gefährlich. Nach Bacillen habe er 3 mal Metritis, 2 mal Hämatom beobachtet. Nach Injectionen sauge er die injicirte Flüssigkeit wieder auf. Davidsohn sah nach vorangegangener Pressschwamm-Dilatation nie Unheil auf der Breslauer Klinik. Hennig schlägt die Injection mittelst doppelläufiger Canüle vor.

Courtes verwirft die Injectionen gegen Blutungen. Gegen Blennorrhoea uteri fand er Argentum in Substanz und das Glüheisen vorzüglich. (Traité des maladies de l'uterus. Paris 1866.)

Saint-Vel über Curettebehandlung. Die Anhänger derselben sind: Nélaton, Recamier, Robert, Maisonneuve, Nonat. Die Gegner: Dubois, Aran, Scanzoni.

In der Leiche finden sich Fungositäten sehr selten, Koeberlé fand 15 Fälle unter 200 Sectionen. Richet 7—8 auf 100. Nach Lebert sind Fungos. nichts Anderes als Schleimhautanhänge, und erklärt sich somit der seltene Befund in der Leiche, da diese Anhänge oft für die Mucosa gehalten werden. Die Behandlung mit der Curette ist eine gefährliche, die Durchbohrung des Uterus hat öfters stattgefunden. Recamier hat denselben 3 mal, Demarquay 2 mal durchbohrt. In jedem Falle ist es gut, dem Ausschaben ein Nachätzen nachzuschicken. (Gaz. d. hôpit. 32 u. 33. 1869.)

Kristeller stillt Blutungen mittelst Pressschwamm oder mittelst Tamponade mit Glycerinbäuschchen. Vor jedem Eingriff überdies pinselt er den Uterus mit Glycerin aus und auch Eisenchlorid mischt er mit Glycerin. Nach der Geburt macht er wegen Blutungen Kaltwasserinjectionen, die jedoch oftmals gefährlich sind. (Monatsschrift f. Gebkde. XXIII. p. 412.)

Gastillon heilte durch Eisenchlorid-Injectionen Catarrhe und Blutungen, welche nach Ausschabungen recidivirten. 15 Tropfen pr. Injection. (Gaz. d. hôpit. 73. 1869.)

Ausländer erfindet einen Dilatator port. vaginalis. (Wien. med. Wochenschrift. 1869.)

Auf der 44. Versammlung Deutscher Aerzte und Naturforscher wird die Frage der intrauterinen Behandlung wieder aufgenommen. Grünewald schildert den Pressschwamm als sehr gefährliches Mittel. Künecke hat nach demselben 3 mal, Winckel 2 mal Perimetritis beobachtet. Hennig schlägt Desinfection des Pressschwammes vor.

Noël Gueneau v. Mussay „über herpetische Affectionen des Uterus“. Die Krankheiten müssen constitutionell behandelt werden. Neben dieser Behandlung ist eine locale nothwendig. Cauterisationen mit Argent., sowie Injectionen dieses Mittels sind sehr gefährlicher Natur. Hingegen sei die Bepinselung mit salpeters., Quecksilber ein minder gefährliches aber sehr wirksames Verfahren. Gegen Blutungen empfehlen sich Tanninstifte. (Arch. génér. Serie XVIII. pag. 416. Oct. 1871.)

Von der Weer giebt einen neuen Dilatator uteri an. Er eignet sich besonders für das Orificium extern. Er ist nicht dicker als eine Sonde. (Amer. Journ. of Obstetrics VII. 2. p. 244. Aug. 74.)

I.

Sonde.

Eine Beschreibung der Sonde zu geben, ist heut zu Tage überflüssig. Es sei nur erwähnt, dass die Form, in welcher sie von den Erfindern Simpson, Kiwisch und Huguier angegeben worden, sich im Wesentlichen nicht verändert hat. Im Allgemeinen wird sie 2—3 Mm. dick gemacht, besteht aus einem weichen, biegsamen Stoff (aus Zink-Kupfer-Legirung, oder Fischbein, allenfalls aus dünnem Silber), hat eine Marke oder eine kleine Erhöhung an derjenigen Stelle, die der normalen Tiefe des Uterus, und eine Krümmung oder Knickung bis zu der Stelle, die der normalen Uterusaxe, bei aufrechter Stellung der Frau, entspricht. Die verschiedenen Sonden hier einzeln durchzugehen, die an und für sich kaum beachtenswerthe Modificationen enthalten, ist jedenfalls unnütz. Der Vollständigkeit halber jedoch sollen diejenigen, die den meisten Anspruch auf Originalität haben, kurz beschrieben werden.

Die jetzige gebräuchlichste Sonde, bei welcher eben die weiche Legirung betont wird, trägt den Namen von Sims[1]).

Lazarewicz[2]) construirt eine Sonde um in das Speculum die portio vaginalis bequem einzuführen. Die Sonde dient gleichzeitig als Intrauterin-Speculum.

---

[1]) Sims. Chirurgie der Gebärmutter.

[2]) Lazarewicz. Wien. medic. Wochenschr. XIV. 92. 1864.

G. Braun[1]) empfiehlt eine Sonde von Hartgummi, die besonders zur Aufrichtung des geknickten Uterus sich eignen soll.

Ueberdies giebt es eine Sonde, die unter dem Namen „amerikanische"[2]) verkauft wird. Sie hat an Stelle des umgebogenen Endstückes ein etwa 2—2½ Mm. breites, 5—6 Ctm. langes, sehr dünnes Blättchen von breitgeschlagenem Silber. Die Sonde ist natürlich ungemein biegsam und soll besonders dazu tauglich sein, um in den Uterus Wieken einzuführen.

Endlich verdient die aus zwei aneinander verschiebbaren Stäben bestehende Sonde besondere Erwähnung. Schiebt man diese Sonde in den Uterus, so weicht der eine Stab eben so weit zurück, wie der andere vor, an dem nach Aussen überragenden Griffe ist eine Scala angebracht und gestattet so ein genaues Ablesen der Tiefe, während die Sonde im Uterus liegt.

Wir beginnen damit, den Zweck der Sonde zu beschreiben. Dieselbe ist nicht nur, wie die chirurgische Sonde, ein reines Untersuchungsinstrument, sondern sie wird von vielen Gynäkologen auch als therapeutisches Instrument verwendet. Als Untersuchungsinstrument bedient man sich der Sonde um 1) die Durchgängigkeit, die Enge, die Tiefe und die Richtung des Uteruscanals fest zu stellen. 2) Um die Resistenz der Wandungen, deren Empfindlichkeit, deren Nachgiebigkeit zu prüfen. 3) Um die Beweglichkeit des Uterus, seinen Zusammenhang mit Geschwülsten, die hinter, vor und neben ihm gelagert sind, zu untersuchen. 4) Um künstlichen Abort anzuregen. Ausgeschlossen muss auf alle Fälle die Sonde da werden, wo Verdacht auf Schwangerschaft vorliegt und man nicht grade den Zweck hat, dieselbe vorzeitig zu unterbrechen,

---

[1]) Braun. Wien. Wochenbl. XX. 16 u. 19. 1864.

[2]) Auch „amerikanischer Wiekenträger" genannt.

ferner ist es besser die Sonde in den Fällen, wo starke Entzündungszustände vorwalten, nicht anzuwenden, ebenso ist sie nur mit äusserster Vorsicht da zu gebrauchen, wo der Uterus zu starken Blutungen neigt, also besonders, wo in seinem Innern Granulationen, Fungositäten und Ulcerationen sich befinden, dasselbe gilt kurz nach überstandener Entbindung.

Was das Resultat der Sondenuntersuchungen im Allgemeinen anbetrifft, so muss es auf's Nachdrücklichste betont werden, dass dieselben für sich allein weder ausreichend, noch zuverlässig sind, und dass sie durch bimanuelle Untersuchung mindestens controlirt werden müssen.

Die Durchgängigkeit des Uteruscanals ist oft durch Stenosen des Uterus, oder durch Geschwülste desselben in hohem Maasse verengt. Hierüber wird natürlich die Sonde Aufschluss geben. Aber sie wird in ihrem Eindringen ebenso durch krampfartige Zusammenziehungen gehemmt. Die Tiefe des Uteruscanals kann durch Sondenuntersuchung allein ebenfalls falsch taxirt werden. Die Sonde kann in ungünstigen Fällen den Uterus durchbohren, und ist die Wand der Gebärmutter sehr dick, eine Strecke in das Uterusfleisch hineingehen, ohne dass sie grade in die Bauchhöhle zu gelangen braucht. Anderen Theils kann sie durch eine Schleimhautfalte am weiteren Vordringen gehemmt werden, so dass auch in Bezug auf die Tiefe des Canals Irrthümer vorkommen. Die Richtung des Uteruscanals ist ebenfalls nicht immer congruent der Richtung der Sonde. Es giebt so schlaffe Gebärmütter, dass dieselben sich der Sonde, möge sie, in welcher Richtung es immer sei, eingeführt werden, dem Instrumente adaptiren. Zieht man die Sonde zurück, so nimmt der Uterus seine alte Lage wieder ein. Er verhält sich gewissermaassen, wie die Urethra zum Catheter, welche ebenfalls verschiedenartig geformten Cathetern den Durchgang gestattet.

Die Resistenz der Wandungen ist mit der Sonde auch

nur mit relativer Sicherheit zu constatiren, wenn man dieselbe leicht und ohne grösseren Druck handhabt. Sie leistet in dieser Hinsicht viel weniger als an anderen Orten die chirurgische Sonde, welche einen Klangunterschied beim Aufschlagen auf harte (kalkige, knöcherne) oder weiche Gebilde wahrnehmen lässt. Die Empfindlichkeit des Uterus beim Sondiren ist therapeutisch und auch diagnostisch von geringem Werthe, zumal derselbe Uterus an einer Stelle zuweilen recht empfindlich, ein ander Mal ganz unempfindlich ist.

Die Beweglickheit des Uterus ist ebenfalls nur dann mit der Sonde zu prüfen, wenn die Hand auf den Uterus oder auf die Geschwulst aufgelegt wird, und auch dann kann es vorkommen, dass grade das Stück, welches sich zwischen Hand und Sonde befindet, beweglich ist, während der übrige Uterus immobil bleibt. Eine geringe Beweglichkeit des ganzen Uterus lässt sich beim Sondiren schliesslich fast immer constatiren. Den Zusammenhang mit Geschwülsten kann man ebenfalls nur dann durch die Sonde feststellen, wenn die Geschwulst durch die eine Hand fixirt wird. Die beiden letzteren Befunde lassen sich übrigens durch die bimanuelle Vaginal- und Rectaluntersuchung weit sicherer und leichter als mit der Sonde constatiren. Um den Uterus in's Milchglasspeculum zu leiten, dazu eignet sich die Sonde ganz gut, doch sind bei richtiger Lagerung der Frau die Indicationen hierfür nicht grade häufig, und erfüllt denselben Zweck dann jedes stumpfe Stäbchen oder weit besser ein scharfes Häckchen, mit welchem man die Hinterlippe fixirt. Ueberdies bleibt bei vielen Sondenuntersuchungen die Gefahr des künstlichen Abortes von vornherein nicht ausgeschlossen, diese Gefahr ist bei der Sonde dieselbe, wie bei jedem anderen Instrument, welches in die Gebärmutter eindringen, und die Häute sprengen kann.

Als therapeutisches Instrument wird die Sonde benutzt, um 1) die Empfindlichkeit des Uterus abzustumpfen. 2) Um

Stenosen zu erweitern. 3) Die Involution des Uterus zu fördern. 4) Um den Uterus vorläufig zu reponiren. Alle diese Zwecke wurden mit der Sonde angestrebt und zum Theile erreicht, doch sind sie ebenso oft ohne Resultat geblieben, so dass die therapeutische Verwendung der Sonde eine allgemeine Verbreitung bisher nicht gefunden hat. Es ist somit kein Fall denkbar, wo die Sonde als absolut unentbehrlich sich herausstellt. In jedem Falle, wo wir sie gebrauchen, liesse sie sich durch andere Manipulationen ersetzen. Ein anderes ist es, wenn wir nach der Gefahr der Sonde fragen. Scanzoni ist einer derjenigen, welche auf die Gefahr des Sondirens zur Diagnose und Therapie aufmerksam gemacht haben, und seine Schule sucht die Sonde möglichst zu vermeiden, nicht darum weil sie entbehrlich, sondern weil sie gefährlich ist. Längere Zeit war diese sondenfeindliche Strömung Ton bei den Gynäkologen, als natürliche Reaction gegen zu stürmische und brüsque Sondirungen. Aber auch dies Stadium ist jetzt glücklich vorüber, und in dem vorzüglichen Lehrbuche Schröder's ist das vorsichtige Sondiren selbst bei Entzündungszuständen, als zulässig hingestellt.

Welches sind nun vor allen Dingen die Gefahren des Sondirens?

Obenan steht die Durchbohrung des Uterus. Dergleichen Fälle von Sondenperforation sind öfters dagewesen, und auch diejenigen Fälle, in denen die Sonde in eine erweiterte Tube eingedrungen sein soll, sind nach Ansicht Schröder's nur Durchbohrungen der Uteruswand gewesen.

Das Charakteristische aller wirklich constatirten Durchbohrungen aber ist, dass nirgends irgend eine Reaction der der Läsion folgte. Fast einstimmig beschreiben die Beobachter, sie haben plötzlich beim Sondiren des Uterus, die Sonde weiter als normal, ohne jedes Hinderniss hineinschlüpfen gesehen, und die Sonde konnte mehrere Zoll, in einigen Fällen bis der

Griff in der Vagina verschwand, eingeschoben werden. Beim Zufühlen konnte der Sondenknopf durch die Bauchdecken deutlich wahrgenommen werden.

Alt[1]) beschreibt zwei in dieser Weise vorgekommene Durchstossungen, welche in Erlangen auf der Schröder'schen Klinik stattfanden; Höning[2]) einen solchen Fall der Berner Klinik. Hierher gehörige Fälle sind ferner publicirt worden von Duncan[3]), Veit[4]), Noeggerath[5]), Budd, Thomas, Reynolds, Simpson[6]), Rabl-Rückhardt und Lehmus[7]).

Aus der neuesten Zeit gehört noch ein Fall hierher. Er ist von Elischer beschrieben und ereignete sich auf der Breslauer Klinik[8]). Alle sind bei Gebärmüttern beobachtet, an denen entweder Involutionsstörungen nach dem Puerperium oder in Folge von Geschwülsten, der unvollkommenen Rückbildung analoge Processe vorgewaltet haben. Ueberdies betreffen sie meist Frauen, die an und für sich tuberculös oder sonst stark herunter gekommen waren.

Es ist zweifelhaft, ob die als Tubensondirung veröffentlichten Fälle von Hildebrandt[9]) und Zini[10]) als solche oder als Durchbohrungen des Uterus aufzufassen sind. Von den zwei Hildebrandt'schen Fällen ist dies die Ansicht von Hönigs, Alt und Schröder. Ueber die Zini'schen 7 Fälle spricht sich Schröder in gleichem Sinne aus.

Doch scheint mir eine Sondirung der abnorm gelagerten

---

1) Berl. klin. Wochenschr. VII. 92. 1870.
2) Berl. klin. Wochenschr. VII. 16. 1870.
3) Edinb. med. Journ. June 1856.
4) Krankh. d. weibl. Geschlechtsorg. II. Aufl. pag. 258.
5) Amer. Journ. of Obst. IV. p. 329.
6) Diseases of women p. 604.
7) Beitr. z. Geburtsh. u. Gynäkologie II. p. 12.
8) Deutsche medic. Wochenschr. 15. April 1876.
9) Hildebrandt. Monatsschr. f. Geburtskunde XXI. p. 447.
10) Sitzgber. d. Ver. d. Aerzte Steiermarks VII. p. 17. 1869—70.

und erweiterten Tube nicht unmöglich zu sein, und wollen wir hier einen Fall mittheilen, der eine solche Deutung mit Leichtigkeit zulässt.

Krankengeschichte.

Molimina menstrualia, von einem Aborte gesteigert. Sondirung der Tube. Vorübergehende Erleichterung.

Die unverehlichte N., Buchbinder-Arbeiterin, 20 Jahre alt, schlank und zart gebaut, von etwas anämischem Ansehn, erzählt Folgendes: Sie war, einige kleine Anfälle abgerechnet, stets gesund. Seit ihrem 15. Lebensjahre regelmässig menstruirt, 5—6 tägig, 4 wöchentlich. Seit einigen Jahren hatte sie in der Menstruation ziemlich arge Kreuz- und Unterleibschmerzen, die sich in späteren Tagen des Blutabganges verloren. Vor 4 Monaten wurde Patientin von einem 12 Wochen alten Foetus entbunden, dabei soll angeblich viel Blut verloren worden sein, jedoch verlief das Wochenbett soweit günstig, dass sie 14 Tage nach der Entbindung ihre Arbeit wieder aufnehmen konnte. Doch klagt sie über permanenten dumpfen Schmerz in der Gebärmuttergegend, der sich nach rechts hinzieht. In Folge dieses perpetuirlichen Schmerzes, der nur selten nachlässt, ganz besonders heftig aber im Beginne der Menstruation, die seit ihrer Entbindung bereits 3 Mal stattgefunden hatte, exacerbirt, kann Patientin weder gehörig arbeiten, noch zu einer behaglichen Stimmung kommen. Die Schmerzen sollen auch im Bette nicht nachlassen, sondern häufig durch die Bettwärme ärger werden, so dass Patientin durch dieselben oft geweckt wird. Neben diesen localen Symptomen klagt sie über Obstruction und Appetitlosigkeit. Die Untersuchung ergiebt: Innere Organe der Brust normal. Aus der Vagina fliesst ein spärlicher weisser Schleim aus. Die fast jungfräulich sich anfühlende sehr kleine Gebärmutter ist derb. Einrisse nicht zu fühlen. Die Beweglichkeit des Uterus nicht abnorm. Bei bimanueller Untersuchung ergiebt sich eine grössere Empfindlichkeit am Fundus. Diese Empfindlichkeit besteht auch beim Druck auf die Bauchdecken und kann in der rechten Seite bis in die Gegend des rechten Ovarium, durch die Bauchdecken nachgewiesen werden.

Verordnung: Karlsbader Salz, Tinct. ferr. pommat. Patientin wird angewiesen einige Tage vor der Regel wieder zu kommen. Nach 8 Tagen kommt die N. wieder. Sie erwarte morgen ihre Regel und melden sich die Vorboten in derselben Weise, wie immer. Schmerzen im Kreuze und in der rechten Seite. Ich glaubte hier eine Strictur annehmen zu dürfen. Um diese zu erforschen und zu erweitern, führe ich die Sims'sche Sonde ein, indem ich vorher die Patientin in gewohnter Weise, mit erhöhtem Steisse, sich lagern lasse. Die Sonde gleitet beim Senken des Griffes ohne alle Schwierigkeit tief in den Uterus, und ohne auf ein Hinderniss zu stossen, dringt sie, sich etwas drehend, bis zum Eintreten des Griffes in die Vagina. Die Drehung war so, dass diejenige Platte, die bei der Rückenlage nach Oben sieht, sich nun gegen den rechten Schenkel umwandte. Die Spitze war deutlich in der rechten Ovarialgegend unter den Hautdecken zu fühlen, etwa $2\frac{1}{2}$ Zoll von der Linea alba entfernt. Vermuthlich wäre ich noch tiefer gekommen, gab aber aus begreiflichen Gründen den Versuch auf. Im ersten Augenblick glaubte ich den Uterus durchbohrt zu haben. Ich liess Patientin sofort nach ihrer, unweit von meiner gelegenen Wohnung gehen, sich zu Bette legen und Priessnitz'sche Umschläge machen. Abends besuchte ich sie und fand sie bei völligem Wohlbefinden, es war keine Spur von Schmerzhaftigkeit zu bemerken. Die Menstruation trat in derselben Nacht ein, sie war recht leicht, und überhaupt liess die Empfindlichkeit der rechten Seite selbst auf Druck fast ganz nach. Das Befinden der Patientin war auch in der Folge ein sehr befriedigendes. Allerdings traten zu anderen Menstruationen wieder Schmerzen in der rechten Seite ein, dieselben wurden aber nicht so excessiv, dass eine Wiederholung der Sondirung geboten war.

Ich kann nicht anders als hier eine Sondeneinführung in die rechte Tube annehmen. Bekanntlich sind Tubencatarrhe eine der häufigsten Affectionen des Geschlechtsapparates [1]). Dass oft Schmerzen in der Seite des Leibes, falls sonst keine Abnormität des Uterus vorhanden ist, auf Tubenverstopfungen durch Catarrh etc. zurückzuführen sind, kann nicht gut geleugnet werden. Hier bestand diese Empfindlichkeit. Die Tubenthätigkeit wird ebenso, wie die eines jeden anderen muskulösen Cylinders eine angestrengtere und schmerzhafte, wenn Hindernisse der Herausbeförderuug eines Gegenstandes entgegentreten. Darauf also lässt sich die erhöhte Empfindlichkeit in der Menstruation beziehen. Ueberdies kann der fortwährende Schmerz, der nach der Entbindung sich einstellte, so gedeutet werden: die Tube, wie dies bei erweiterten gar nicht selten ist, hat sich der Mittellinie näher als sonst inserirt. Der schwangere Uterus hat beim Emporsteigen den Winkel, den er mit der Tube sonst bildete, spitzer gemacht, der sonstige leichte Abfluss von Tubensecret ist durch das veränderte Winkelverhältniss schwerer in Gang gekommen. Die Sonde drang durch die Tube, hat den Winkel wieder gestreckt, oder einen Schleimpropf entfernt, oder eine Falte ausgeglichen, daher die relative Euphorie unmittelbar nach dem Eingriff. Gegen die Durchbohrung des Uterus spricht die virginale Härte desselben und die Abweichung der Sondenspitze $2\frac{1}{2}$ Zoll nach der Seite. Wenigstens ist kein Grund vorhanden hier eine Durchbohrung anzunehmen.

---

[1]) Hennig. Catarrh. d. weibl. Geschlechtstheile. 2. Aufl.

Die Durchbohrung des Uteruskörpers ist also im Ganzen kein häufiger Vorfall, dann aber an und für sich ein ziemlich gefahrloses Ereigniss. Nach den neuesten Untersuchungen von Wegner ist das Bauchfell in der That ein Organ, welches im ganzen Insulte besser tolerirt, wie irgend ein anderes[1]).

Diese Gefahr der Bauchfell- und Uterusperforation muss somit durchaus als unwesentlich bezeichnet werden. Die zweite Gefahr des Sondirens ist die Anregung von Blutungen in einem gefässreichen, mit Granulationen oder Geschwüren erfüllten Uterus. Diese Gefahr ist in der That vorhanden, d. h. nur zu oft treten in Folge des Sondirens Blutungen ein, doch ist mir kein Fall bekannt, dass wirklich excessive Blutungen dem Sondiren gefolgt wären. In einem solchen Falle, wo die Gefahr einer stärkeren Blutung nur irgend wie in Aussicht steht, ist es in der That besser nicht zu sondiren. Wir haben es daher als Grundsatz betrachtet, bei Personen, die kurz vorher entbunden worden sind, das Sondiren zu unterlassen.

Wir kommen zu einer dritten Reihe von Gebärmutterzuständen, bei denen die Sonde gemieden wird; das sind Entzündungszustände. Bei heftigen Entzündungen, excessiver Schmerzhaftigkeit des Peritoneums, wird man sich wohl im Allgemeinen vor Sondirungen zu hüten haben, aber eine geringe Empfindlichkeit darf einen vor diesem Eingriffe nicht zurückhalten. Im Gegentheil, man wird nicht zu viel behaupten, wenn man sagt, dass die Empfindlichkeit manches Mal nach dem Sondiren geringer wird. Das geschieht in allen denjenigen Fällen, wo die Sonde ein Hinderniss beseitigt.

Es bleibt somit die einzige Gefahr des Sondirens übrig: die Anregung des künstlichen Abortes bei Schwangerschaft. Eine solche muss also, bevor man sondirt, mit Sicherheit ausgeschlossen werden. Dass es natürlich im Bereich der Mög-

[1]) Ueber Bauchfellverletzungen, Vortr. geh. auf d. Chirurgencongresse. Deutsche medic. Zeitschr. 1876.

lichkeit liegt, auch noch viele andere von uns nicht besonders genannte Läsionen mit der Sonde zu Wege zu bringen, ist begreiflich. Dass schliesslich ein ungeschickter und unwissender Untersucher die Sonde mit Kraft auch durch die Vagina oder das Rectum oder hinter den Uterus stossen kann, ist selbstverständlich. Aber wir schreiben das vorliegende Werk eben für Aerzte, und diese müssen, bevor sie zur Sondirung schreiten, sich über die Lage und den Introitus Uteri vorher orientirt haben, dann kann es ihnen gewiss nie passiren die Sonde an falschem Orte einzubohren. Der Rath der Gynäkologen, mit der Sonde dürfe nur derjenige manipuliren, der mit ihr vertraut ist, steht auf einer Stufe mit dem Vorsatze jenes griechischen Jünglings, der nicht früher in's Wasser gehen wollte, bevor er schwimmen kann. Der Martini'sche Fall, welcher darthun soll, dass ein ungeschicktes Sondiren ein Haematom zu Wege bringen kann, ist einer Besprechung werth. Es ist sicherlich in diesem Fall ungeschicktes Sondiren mit Schuld an dem Tode, doch in anderer Weise, wie es Martin deutet. Der von Martin [1]) beschriebene, tödtlich verlaufene Fall, ist nicht ganz leicht zu verstehen. Da derselbe bisher noch nicht näher kritisirt worden ist und doch vielfach citirt wird, so sei es gestattet ihn kurz zu wiederholen und kritisch zu beleuchten.

„Einer Frau, die seit längerer Zeit bereits dismenorrhoische Beschwerden hatte (der Blutabgang erfolgte unter Erbrechen und argen Schmerzen), wurde leicht und ohne irgend einen Zwischenfall zwei Mal der retroflectirte Uterus mit der Sonde reponirt. Zwei Tage nach der zweiten Reposition befand sich Patientin besonders schlecht. Heftige Schmerzen im Kreuze und Unterleibe, Hitze, Durst, Kopfschmerz, diese Symptome sollen alle eingetreten sein, unmittelbar nachdem Patientin von 3 Assistenzärzten in der Klinik in Abwesenheit Martin's sondirt worden ist. Eine

---

[1]) E. Martin, Neigungen u. Beugungen d. Gebärmutter etc. Berlin 1866.

Blutentziehung, Bäder etc. lindern die Schmerzen, aber der fieberhafte Zustand dauert 6 Wochen fort. Unterdess ist die Patientin sehr abgefallen. Hinter dem Scheidentheil ist die Scheide durch eine sehr empfindliche Geschwulst herabgedrängt. Oberhalb der Schamfuge entdeckt man eine nicht fluctuirende, sich mehr nach links ziehende, unbewegliche, schmerzhafte Geschwúlst. Es gesellt sich zu alledem ein Erysipel. Bedeutende Anschwellung der äusseren Genitalien, erst Obstructionen, dann Diarrhoen, schliesslich der Tod."

Die Section ergab: Sämmtliche Eingeweide mit einander, oder mit dem Kreuz- oder Hüftbeine verwachsen. Adhärenz zwischen Netz und Blase, Dünndarm und Rectum. Der stark retroflectirte Uterus am Fundus und Corpus mit dem Rectum verwachsen. Der Cervicalcanal des Uterus aufgelockert, seine Schleimhaut geröthet, die vordere Lippe retrahirt, die hintere geschwollen und verdickt, der Mutterkörper vergrössert. Neben und über dem Uterus eine grosse Jauchehöhle, begrenzt von der vorderen Wand des Uterus, der hinteren Wand der Blase und gangrenös entartete Wandungen der Därme. Hintere Wand der Vagina und zwei Stellen des Rectums perforirt, der Inhalt der vorhin erwähnten Höhle war eine schmierige, schwarze, fetzige Masse. Der übrige Befund ist für die Deutung des Falles ohne Interesse.

Martin glaubt nun, diese jauchige Höhle sei ein subperitoneales Bluterguss ursprünglich gewesen, und dieser sei durch das stürmische Sondiren (der 3 Assistenten) bewirkt worden. Das Blut sei sodann jauchig geworden, und die weitere Folge sei somit, auf diese forcirten Sondenversuche zurückzuführen. Diese Erklärung scheint mir durchaus nicht überzeugend. Dass durch forcirte Hin- und Herbewegung des Uterus ein subperitonealer Bluterguss beigeführt werden kann, ist eine nicht bewiesene Annahme. Vielmehr scheint es mir viel wahrscheinlicher, dass die Aerzte mit dem Sondiren nicht ganz vertraut, die Sonde durch Vaginalwand und Rectum gestossen haben. (Ich vermuthe, dass die beiden perforativen Stellen des Mastdarms auf gegenüberliegenden Wandungen sich befanden.) Es ist aber wohl denkbar, dass die Frau, welcher bereits 2 Mal durch richtiges Sondiren Hülfe geschafft wurde, das 3. Mal als sie trotz heftiger Manipulationen keine Hilfe fand, sich weit schlechter befunden, dass überdies die Durchstossung der Vaginalwand und der Darmwände mit zu den Moliminis hinzutrat. Die Durchbohrungen brauchen nicht einmal so gross gewesen zu sein, so dass sie bei der Digitaluntersuchung (von welcher übrigens Nichts gesagt ist) konnten übersehen worden sein. Erst das weitere Ausströmen des später jauchig gewordenen Inhaltes hat eine Vergrösserung herbeigeführt. Es ist mir wahrscheinlich, dass das Verbleiben des Uterus in der falschen Lage in Verbindung mit der Perforation der Scheidenwand an dem Tode Schuld war, nicht aber die Aufrichtungsversuche. Wesentlich erleichtert würde die Auffassung des Falles sein, wenn gleichzeitig im Krankenhause vielleicht Pyämie bestanden hätte, doch ist hierüber nichts Näheres bekannt. Die Auflockerung und Röthung der Uterusschleimhaut ist durchaus kein Beweis für Sondirungsversuche.

Wenn wir uns somit bemüht haben die Gefahrlosigkeit des Sondirens zu schildern, andererseits aber die Entbehrlichkeit der Sonde vorangeschickt haben, so möchten wir zum Schlusse dahin resumiren, dass wir viele Instrumente, die entbehrlich sind, dennoch gebrauchen, wenn es sich darum handelt eine Diagnose oder einen therapeutischen Erfolg schneller zu erzielen. Der Ohrenspiegel ist gewiss ein entbehrliches Instrument, aber es ist ein bequemes Werkzeug, und darum hat er sich Eingang in die Praxis verschafft, und ebenso ist auch die Sonde vielfach, ja fast immer zu entbehren, aber sie entdeckt manches schneller, was wir sonst nur auf Umwegen finden.

Was wir bisher gesagt haben, galt alles von der Sonde als Untersuchungsinstrument. Sie wird jedoch ebenfalls als therapeutisches Instrument verwendet und wollen wir sie nun in dieser Beziehung betrachten. Wir haben dieselben kurz angedeutet und können hier nur hinzufügen, dass die therapeutische Wirkung der Sonde als involutionsförderndes Mittel durchaus nicht unzweifelhaft ist. Dennoch empfiehlt sie Martin [1]) zu diesem Zwecke, ein Mann, dem mit die grösste gynäkologische Erfahrung zu Gebote steht. Fürst [2]) will von der Sondenbehandlung eine Reduction des Uterus auf $^1/_6$ und $^1/_8$ seines Volumens gesehen haben. In demselben Sinne spricht sich Maassmann [3]) aus, welcher bei Flexionen auf die „neubildende Kraft“ der Sonde rechnet. Hemmann [4]) benutzt die Sonde wegen ihrer wehenerregende Kraft als Blutstillungsmittel. (Ob dies auch ausser dem Wochenbette gilt, ist nicht gesagt.) Hingegen hat Hennig [5]) hierbei von der Sonde keinerlei Effect gehabt.

Allgemeinere Verbreitung hat die Sonde als Erweiterungsinstrument bei Stricturen, obwohl durch Laminaria und Pressschwamm ihr auch hier das Terrain streitig gemacht wird. Allerdings ist der Effect der Sondenbehandlung in solchen Fällen ein rein palliativer. Dasselbe gilt aber im Grossen und Ganzen auch von anderen Erweiterungsversuchen. Ja selbst die bilaterale Incision ist nicht immer von dauerndem Erfolge begleitet. Die Excision scheint immer noch die meisten Chancen auf wirklich dauernden Erfolg zu haben, doch sind hierüber genügende Erfahrungen noch nicht gesammelt. Aber

---

[1]) Hertz, Monatsschr. f. Gbtskde. XXX. 2. p. 81. August 1867.

[2]) Wien. Wochenschr. XVI. 22. 23. u. medic. Wochenschr. 1865. 64. Flge.

[3]) Monatsschr. f. Gbtskde. XVII. p. 436. Juni 1861.

[4]) Schweiz. Kanton-Ztschrft. 3. 1850.

[5]) Ber. der Leipz. medic. Poliklinik 1848—52. Schmidt's Jahrb. LXXVI. 371.

palliativ ist die Sonde gewiss ein gut zu gebrauchendes Instrument. Ja sogar Sterilität kann mit ihr gehoben werden, sobald sie auf Stenose des Cervixcanals beruht. Hier kann es vorkommen, dass derselbe vorübergehend erweitert, grade in dem Momente dilatirt verbleibt, wo der Coitus vollzogen wird. Freilich sind auch die diesbezüglichen Facta nicht unanfechtbar und schon darum nicht zu empfehlen, als man gut thun wird, den durch Sondenuntersuchung eben gereizten Uterus einem neuen Reize durch den Coitus nicht auszusetzen. Ist der Reizeffect der Sonde vorüber, dann pflegt sich der Uterus wieder zu verengen.

Wir können es schliesslich nicht unerwähnt lassen, dass endlich die Sonde als Abstumpfungs- und Vorbereitungsinstrument vor Einführung der Intrauterin-Pessarien benutzt wird. Hemmann [1]) meint, dass wenn auch die Aufrichtung des geknickten Uterus mit anderen Instrumenten besser gelinge, die Sonde dennoch stets die Empfindlichkeit des Uterus vorher feststellen sollte, denn davon hänge es ab, ob man ein Intrauterin-Pessarium oder einen Redresseur anzulegen wagen darf. Valleix [2]) bedient sich der Sonde als Abstumpfungsmittel, indem er mehrere Tage vor Einführung des Intrauterin-Pessairs die Sonde in den Uterus einführt und 5—10 Minuten in demselben liegen lässt. Die Empfindlichkeit des Uterus soll sich hierbei mit der Zeit verlieren. Auch Aran [3]) spricht sich in diesem Sinne aus und lässt dem Einlegen des Redresseurs eine Vorbereitung durch die Sonde vorangehen. G. Braun [4]) wendet die Hartgummisonde zur Vorbereitungskur an. Noch grösserer Verbreitung erfreut sich die Sonde als Repositionsmittel. Sie wird hier ebenfalls nur vorbereitend gebraucht. Die dauernde

[1]) Schweiz. Kanton-Ztschrft. 3. 1850.
[2]) Bull. d. ther. Jan. 1851.
[3]) Leçons cliniques sur les mal. d. l'uterus. 1858—60.
[4]) Wien. Wchnbltt. XX. 16—19. 1864.

Reposition wird dann durch andere theils intra- theils durch extrauterine Mittel zu Wege gebracht. P. Labord[1]) hat in 6 Fällen den Redresseur nach vorheriger Reposition eingeführt. Er hält die Methode für ungefährlich, wenn Patientinnen einige Stunden nach der Operation liegen bleiben. Spiegelberg[2]) richtet bei Versionen 1) den Uterus auf mittelst Metallsonde; 2) führt er Laminaria ein; 3) Hartgummisonde. Zum Fixiren bedient er sich des Hodge'schen Pessariums. Beathy[3]) richtet den Uterus auf und fixirt ihn durch Simpson'sche Pessarien. Eigenthümlich ist es, dass Atschill[4]) jeden Uterus, welcher für die Sondenbehandlung sich als zu empfindlich herausstellt, durch Blutentziehungen unempfindlich zu machen anstrebt. Was er unter Empfindlichkeit hier versteht, ist hier nicht näher gesagt. Ob es immer gelingt den schmerzhaften Uterus (wie dies in hochgradigen Fällen in der That zu ermässigen gelingt) durch Blutentziehung unempfindlich zu machen, ist durchaus unbewiesen. Olshausen[5]) wählt zur Sondenaufrichtung nur unempfindliche Gebärmütter. Schultz[6]) wählt hierzu nur leicht reponible Fälle aus. Aus dieser Zusammenstellung geht zur Genüge hervor, dass grosse Differenz in Bezug auf therapeutischen Werth der Sonde existiren. Nun kommen noch diejenigen Gynäkologen, die die Sonde aus der Therapie ganz verbannt wissen wollen. Ausser Scanzoni verwirft sie Marguerie[7]) auf Grund ungünstiger Erfahrung. Ebenso will auch Kristeller[8]) von der Sonde, als einem therapeutischen Mittel, nichts wissen.

---

[1]) Gaz. des hôpit. 53. 1859.

[2]) Würzbrgr. medic. Ztschr. VI. 3 u. 4. pag. 113. 1865.

[3]) Brit. medic. Journ. Sept. 23. 1871.

[4]) Brit. medic. Journ. Jan. 6. 1872.

[5]) Arch. f. Gynäkol. IV. 3. p. 471.

[6]) Arch. f. Gynäkol. p. 37. u. 417.

[7]) Gaz. des hôpit 96. 1850.

[8]) Berl. klin. Wochenschr. VII. 40. 1870.

Unsere persönliche Erfahrung geht nun dahin, dass die ntrauterine Wiederaufrichtung des geknickten oder falsch gelagerten Uterus zuweilen mit der Sonde sehr leicht gelingt, dass sie aber oft viel schwerer zu effectuiren ist, als durch andere (bimanuelle) Eingriffe, die, wenn man so will, auch gefahrloser sind, dass jedoch Zurückhaltung des Uterus in der richtigen oder umgekehrten falschen Lage mit intrauterinen Pessarien meist, ein gefährliches Verfahren ist und selten geübt werden dürfte. Der Widerspruch, der darin zu liegen scheint, dass die in den Uterus eingeführte Sonde gefahrlos, das intrauterine Pressarium aber gefährlich ist, ist leicht so zu lösen, dass es entschieden was Anderes ist, einen Stab einige Minuten, oder Stunden und Tage lang mit einer irritablen Schleimhaut in Berührung zu bringen. So oft wir uns also auch zu Repositionsversuchen der Sonde bedienen, das Fixiren des reponirten Uterus mittelst intrauteriner Instrumente hat uns so traurige Erfolge geliefert, dass wir es vollkommen aufzugeben uns gemüssigt gefühlt haben. Wer es aber dennoch üben will, dem ist es anzurathen, dass er nach Olshausen's Vorschrift nur unempfindliche und nach Schulze's Vorschrift leicht reponirbare Fälle hierzu auswähle.

Wir können dies Capitel nicht eher verlassen, bevor wir noch der Sondenvornahmen gedenken, die von einem um die Sondeneinführung in die Praxis sehr verdienten Arzte betont werden.

Huguier[1]) meint, man kann mit der Sonde Anästhesie und Hyperästhesie, oft nur halbseitige entdecken. Bei Lähmungen der unteren Extremitäten in Folge von Uterusleiden (?) wird die Sonde dieselben verschlimmern, bei Hysterie wird sie Schmerz oder einen hysterischen Krampfanfall hervorrufen.

Zum Schlusse soll eine Krankengeschichte mitgetheilt

[1]) D'hysterometrie et du catheterisme uterin. Paris 1865.

werden, wo ich gegen alle Regel es wagte den sehr empfindlichen Uterus zu sondiren, und hierdurch einen Abscess öffnete. Die Krankengeschichte wird die Gründe darthun, warum ich es für gerechtfertigt halten durfte in diesem Falle zu sondiren.

Krankengeschichte.

Grosse Schmerzhaftigkeit der Gebärmutter. Hohes Fieber. Eröffnung eines Uterus-Abscesses durch Sondeu-Einführung.

Frau L., alte Almosenempfängerin von 67 Jahren, wurde seit Monaten an einem chronischen Bronchialcatarrh von mir behandelt. Eines Tages kam sie zu mir mit der Angabe, sie habe heftige Schmerzen im Unterleibe, dieselben würden von Klopfen und Stechen im Leibe begleitet, so dass es ihr zu Muthe sei, als wäre sie schwanger und habe starke Kindsbewegungen. Die ganze letzte Nacht hätte sie vor Schmerzen nicht schlafen können. Die Anamnese ergiebt: die Frau hatte 9 Kinder geboren. Davon waren einige und zwar die letzten 3(?) nicht ausgetragen. Sie habe nach den Aborten viel Unterleibsbeschwerden gehabt. Das Blut hatte sich unter stürmischen Erscheinungen verloren. Seit ca. 30 Jahren haben die Regeln cessirt. Die Untersuchung ergab: eine cachectische, leicht fiebernde, schlanke, abgemagerte Greisin. Die Vagina schlaff und prolabirt, der Uterus sehr empfindlich, leicht von Aussen durchfühlbar, wenig über dem Schambeine hervorragend. Der Mund steht offen und man kann in denselben bis zum dritten Interphalangealgelenk den Zeigefinger der rechten Hand einführen. Eine weitere Einführung des Fingers unmöglich. Sondenuntersuchung unterbleibt, trotzdem über den weiter nach dem Fundus zu liegende Befund keinerlei Aufschluss ist. Die Frau benimmt sich bei der Untersuchung sehr ungebärdig, schreit und behauptet: „ich würde sie tödten“.

Verordnung besteht in Anempfehlung von Bettruhe, Hafergrützumschlägen, Morphium. Am nächsten Tage besuche ich die Patientin; der Zustand weit schlimmer, die Frau behauptet von mir verletzt worden zu sein, verweigert jede Untersuchung. Verordnung: Laxantien, sonst dieselbe Therapie. Am 3. Tage heftiger $^1/_2$ stündiger Schüttelfrost. Ich werde plötzlich geholt. Die Frau liegt mit trockner, heisser Haut, kleinem Pulse, rissiger, trockner Zunge im Bette; sie stöhnt und jammert ohne Aufhör über Pochen und Schmerz im Leibe. Ein College hatte mich begleitet. Die Gebärmuttergegend bei geringer Berührung äusserst empfindlich.

Es lag nur die Gewissheit einer Peritonitis vor, dass diese von der Gebärmutter ausging, dafür sprach der Umstand, dass grade diese Gegend empfindlich war, während die übrigen Partien ziemlich schmerzlos blieben; dass ferner auch die Digitaluntersuchung per vaginam so heftige Schmerzen bereitete, endlich das Pochen und Klopfen, das ein Attribut vieler Gebärmutterleiden ist. Die plötzlichen Erscheinungen, das hohe Fieber, der Schüttelfrost, sprachen für eine Eiterretention in der Gebärmutter, für eine Pyometra. Die Gefahr, falls dem Eiter kein Abfluss geschafft wird, ist in solchen Fällen gross, und so glaubte ich diesen durch die Sonde schaffen zu müssen. Die Patientin wurde chloroformirt. Der Finger dringt wie das erste Mal in die Portio ein, der innere Muttermund drängt sich der Fingerkuppe in Form eines callösen Ringes entgegen.

Mit Hülfe eines Milchglasspeculum wird die Portio eingestellt, sie ist roth und geschwollen, aber der Befund ist sonst für das eigentliche Leiden, ohne Werth. Durch das Speculum führe ich nun die Sonde ein, dieselbe stösst auf ein Hinderniss, als ich sie aber senke, fährt sie mit einem Rucke in den Uterus, während eine äusserst stinkende, jauchige Flüssigkeit sich aus demselben entleert. Die Patientin ist nach einigen

Tagen wieder genesen. Natürlich dass ihr Marasmus und ihre Bronchitis sich wenig gebessert haben.

In einem solchen Falle ist ein Eingehen in den Uterus gewiss gerechtfertigt, trotz der grossen Empfindlichkeit, ja sogar, falls die Diagnose gesichert ist, geboten.

Es ist, nachdem wir uns bestrebt haben durch Zusammenstellung verschiedener Ansichten über den Werth, die Gefahren, die Nothwendigkeit des Sondirens, Material zu einer Entscheidung über dies wichtige Thema beizubringen, nun über die Technik des Sondirens Einiges hinzuzufügen.

Man kann die Sondirung im Stehen, im Liegen, in der Rücken- oder Seitenlage vornehmen. Die Sondirung im Stehen ist die bequemste, aber die unzuverlässigste. Hierbei muss die Patientin die Beine spreizen. Der vor ihr sitzende oder knieende Arzt geht in die Vagina ein, hat er sich über die Richtung der Gebärmutteraxe orientirt, so muss die Sonde entsprechend gebogen werden. Indem nun der Zeigefinger der einen Hand die Hinterlippe fixirt, fasst die andere mit 3 Fingern schreibfederartig die Sonde am Griff, und indem man der Leitung des Fingers folgt, wird das Instrument leicht vorgeschoben. Diese Untersuchung hat nur dann Werth, wenn die Sonde eindringt; bei negativen Fällen ist sie durch die Untersuchung im Liegen zu ersetzen. Bei dieser kann man nun das Sondiren mit oder ohne Speculum vornehmen. Die allgemein gebräuchliche Manier ist die in der Rückenlage, mit erhöhtem Steisse. Der Muttermund und die hintere Lippe werden, wie bei der Untersuchung im Stehen, fixirt und die Sonde eingeführt; sobald sich ein Hinderniss entgegenstellt, wird die Sonde langsam gesenkt, und pflegt dann in die Gebärmutter zu schlüpfen. Erst wenn sie das trotz des Senkens nicht thut, ist es zweckmässig, das Speculum zu Hülfe zu nehmen. Im Allgemeinen ist dann das Sondiren schwerer, aber man kann mit einem Häkchen, mit welchem eine Lippe des Muttermundes angezogen wird, zu Hülfe kommen. Durch den Zug des Häkchens wird manche Schleimhautfalte, die möglicher Weise der Sonde den Eintritt stört, ausgeglichen. Dabei ist es durchaus zweckmässig zuweilen auch die vordere Lippe anzuziehen. Das Häkchen darf nicht zu rund gebogen sein und ist zweckmässiger Weise fast senkrecht gekrümmt. Man führt seine Spitze immer von Innen ein, so dass die Schleimhaut angehakt wird. Das Speculum kann Patientin sich leicht mit dem Finger selbst halten, der Operateur zieht dann die Lippe mittels des scharfen Häkchens mit einer Hand an, die andere kann spielend die Sonde einführen, über oder unter dem Häkchen.

Leicht lässt sich auch das Sondiren, wie auch jeder andere intrauterine Eingriff, mit dem Feig'schen Speculum[1]) ausführen. Ist das Speculum ordentlich eingeführt, so spannt es die Vagina, sodann die Mutterbänder in querer Richtung; der Uterus, dessen Mund eine Querspalte bekommt, ist fixirt, und es ist nicht schwer, die fixirte Portio beim Sondiren zu sehen, nur muss man, falls die Sonde nicht vordringt, zuweilen die beiden Spiegelschenkel einander etwas nähern. Ausgezeichnet, und für alle schwierigen Sondirungsfälle zu empfehlen, ist das Sim'sche Speculum in der Seitenlage. Allerdings muss man auch hier den Grundsatz festhalten, dass es nicht immer zweckmässig ist, die hintere Lippe zu fassen und anzuziehen, oft ist das Anziehen der Vorderlippe mehr zu empfehlen. Die normale Uterusaxe ist so, dass dieselbe mässig nach Vorwärts geneigt ist, also wird, wenn man nach bimanueller Untersuchung eine andere Lage nicht vermuthet, der Knopf der Sonde stets nach dem Bauche zu gerichtet

[1]) Deutsche medic. Wochenschr. No. 19. 1876.

sein, die Convexität nach dem Kreuzbeine; hat man jedoch Grund anzunehmen, dass eine Retroversion oder gar eine Retroflexion besteht, so führt man die Sonde wie gewöhnlich ein, bis man auf ein Hinderniss stösst; dann ist der Griff umzukehren, so dass die Fläche, die vorhin nach oben gerichtet war, jetzt nach unten zu sieht, und nun langsam und vorsichtig vorzugehen. Will man den Uterus reponiren, so muss der Sondenknopf bis zum Grunde vorgerückt sein, und kann man dann den Versuch machen, bei gleichzeitiger Unterstützung durch dem Darm oder von der Vagina aus, mit den Fingern oder mit einem watteumwickelten, weichen Stabe den Uterus in die gewünschte richtige Lage zu dirigiren. Die Reposition gelingt nicht immer, ist oft sehr schmerzhaft und kein ungefährlicher Eingriff, sie ist also zu vermeiden, da, wo die Lage anomalie keine schweren Symptome macht. Kann die Sonde einen bestimmten Punkt nicht überwinden, so thut man gut, bis zu diesem einen Pressschwamm oder Laminariakegel einzuführen. Nach einigen Stunden, wenn derselbe entfernt worden, wird eine dünnere Sonde diese Strictur überwinden. Vor jedem gewaltsamen Drehen und Einstossen, muss man sich in Acht nehmen. Geht die Sonde nicht so zu sagen spielend ein, so ist es meist zweckmässiger den Uteruskanal zu erweitern und dann zu sondiren. Man wird durch Geduld weit grössere Erfolge erzielen, als durch brüsques Vorwärtsdringen. In dem Pressschwamm haben wir ein Mittel, in milder Weise ergiebige Erweiterungen zu bewirken, und sollte kein Gynäkologe mit demselben allzu sparsam oder zu ängstlich sein. Wir werden in Folgendem sehen, wie auch der Pressschwamm zu handhaben ist.

Nach jedem intrauterinen Eingriffe, also auch nach der Sondirung, darf die Patientin nicht sofort herumgehen und schwere Arbeiten verrichten, vielmehr hat sie ruhige Lage einzunehmen und mindestens zwei Stunden beizubehalten. Da die meisten Frauen im Hause des Arztes sondirt werden, so müssen sich dieselben sofort nach ihrer Ankunft zu Hause zu Bette legen. Es ist gut, wenn solchen Frauen das Fahren nach Hause unmittelbar nach irgend einem schwereren Eingriffe untersagt wird.

Dass vor jedem intrauterinen Verfahren Blase und Mastdarm entleert sein müssen, ist selbstverständlich.

Wir gehen zu dem zweiten Capitel unseres Thema über, welches als bedeutende Ergänzung des Sondirens nöthig ist, zum Pressschwamm.

II.
Pressschwamm.

Derselbe hat für die Gynäkologie eine kurze Geschichte. Er ist in die gynäkologische Praxis von Simpson eingeführt, welcher Behufs der Polypendiagnose die Dilatation vornahm. Schon um dieses Einen willen gebührt Simpson die Unsterblichkeit in der Geschichte der Medicin. Bedenken wir, dass Lisfranc[1]) darüber noch klagt, dass die Diagnose der Uteruspolypen zuweilen nicht zu stellen sei, so werden wir die Bedeutung der Simpson'schen Entdeckung zu würdigen wissen. Neben dem Presschwamm sind von Zeit zu Zeit Intrauterin-Dilatatoren und Specula aufgetaucht. Sie sind meist wenig zu gebrauchen, überdies nicht ungefährlich. Diese Dilatatoren, die ich den Presschwämmen gegenüber, die eine langsame Dilatation bewirken, als brüsque Dilatatoren bezeichnen möchte, sind von Busch und Barnes angegeben. Sie haben bei uns wenig Eingang, wenn auch, wie Ellinger[2])

[1]) Clin. chirurg. de la Pitié Tome III.

[2]) Arch. f. Gynäkologie V. p. 268. 1873.

berichtet, selbst ein Gynäkologe wie Koeberlé sie den Pressschwämmen vorzieht. Der Simpson'sche Pressschwamm, der noch hie und da in alten Vorräthen gefunden wird, hat aber mehrere Mängel. Es ist dies ein kleiner konischer Kegel von 6—7 Ctm. Länge, 3 Ctm. Breite an der Basis. Derselbe ist mit Harzen und Wachs so überzogen, dass ihn schon der Ueberzug unbrauchbar macht. Es ist wahr, dass er in dieser Gestalt die allgemeine Verbreitung nicht finden konnte. Darum schlägt Wilson in Glasgow[1]) statt seiner die von Ayn für chirurgische Zwecke eingeführte Laminaria digitata auch für Uterus-Dilatationen vor. Die Laminaria wird polirt und geglättet, sie kann in der Dicke eines Federkiels dargestellt werden, und quillt auf das 3—4fache ihres Volums auf. Durchbohrt man die Laminaria noch überdies longitudinal, so wird ihr Quellungsvermögen noch erhöht. Die Laminaria hatte in der That in dieser Form vor dem damaligen Pressschwamm viele Vorzüge, und C. Braun[2]) und mit ihm viele andere greifen mit Vorliebe nach diesem neuen Dilatationsmittel. Vergleichen wir beide Dilatatoren, den Pressschwamm, wie er damals war und die Laminaria, so ist es unschwer, sich gegen den ersteren zu erklären. Auf der einen Seite ein mit Wachs und Harz überzogener, ziemlich unförmlicher Kegel, schwer einzuführen, langsam und unzuverlässig wirkend, da er oft noch, vor der Auflösung seines Wachsüberzuges, ausgestossen wird, nach einiger Zeit seines Verweilens in der Gebärmutter äusserst stinkend; auf der anderen Seite ein leicht zu handhabender kleiner Stab, elegant aussehend, leicht einzuführen, leicht durch vorgelegte Wattetampons zu fixiren, die Gebärmutter zwar nicht allzusehr aber sicher dilatirend, herausbefördert, ohne übermässig üblen Geruch. Es ist nicht schwer, sich bei solcher Alternative zu entscheiden. Aber die Unzu-

[1]) Med. times aud Gazette Nov. 28. pag. 558. 1863.

[2]) Wien. med. Wochenschr. XIII. 31. 1863.

länglichkeit der Laminaria, die selten so erweitert, wie es ein gut gearbeiteter Pressschwamm thut, dann der hohe Preis derselben liessen auf eine Verbesserung der Pressschwämme nicht lange warten.

Das Erste, was gethan wurde, war die Desinfection des Pressschwammes. Derselbe wurde erst in Salzsäure getaucht, zusammengepresst in einer festen Form und dann abgehaspelt. Es ist wahr, dass diese Art von Pressschwämmen desinficirt sind, elegant aussehen und nicht zu theuer ausfallen, aber sie konnten dennoch keine allgemeine Verbreitung finden, und zwar deshalb, weil sie durch das Austrocknen eine so grosse hygroskopische Capacität erhalten, dass sie noch vor der Einführung in den Uterus bereits weich und gequollen sind. Wo eine langsamere Einführung in den Uterus nothwendig ist, da sind sie absolut unbrauchbar.. Ich habe diese Pressschwämme zwei Minuten in der Scheide liegen lassen, und sie wurden ganz weich in dieser Zeit. Endlich wurde durch Sims auch diesem Uebelstande abgeholfen. Derselbe wählt hierzu weiche, schöne Schwämme. Diese werden lau ausgewaschen, bis sie als völlig gereinigt gelten können, sodann in eine Gummilösung getaucht und nun mit einem starken Bindfaden umwickelt und zwar so, dass man mit den Bindfadentouren von oben nach unten geht. Der so behandelte Pressschwamm wird nun getrocknet. Jetzt hat er das Vermögen zu quellen nicht verloren, wird sein Bindfaden wieder abgethan, so ist es ein langsam, aber sicher quellender Stab, der auf das 8fache seines jetzigen Volumens anschwillt, sich langsam einführen lässt, sicher wirkt und fixirt bleibt, vermöge capillarer Attraction. Taucht man den Schwamm vorher in eine desinficirende Flüssigkeit, so kann man den üblen Geruch desselben überdies bedeutend ermässigen.

Dieser Pressschwamm ist in die Praxis, wie so viele Vorschläge des genialen Americaners, auf die Dauer eingeführt.

Die Industrie stellt nun die Schwämme nicht mehr durch Umbinden dar, sondern sie bedient sich hierzu hölzerner oder eiserner Formen. In diesen werden die Schwämme zusammengedrückt. Der Ueberzug des Schwammes wird aus einer Lösung von Gummi und Gelatine hergestellt [1]). Ein solcher Pressschwamm kann in jeder beliebigen Grösse dargestellt werden; er ist billiger, leichter und schneller quellend als die Laminaria, überdies kann er vorher einer gründlichen und starken Desinfection unterworfen werden. Bei Betrachtung der Zwecke, die wir mit Pressschwämmen verfolgen, müssen wir dieselben, wie bei der Sonde, in diagnostische und therapeutische trennen.

In diagnostischer Beziehung kann man mit Pressschwämmen ganz ausgezeichnete Befunde constatiren. Es gelingt durch 6 stündiges Liegenlassen eines mittelgrossen Pressschwammes zuweilen, die sonst verengte Gebärmutter so zu erweitern, dass man in ihr jeden Punkt mit dem Finger zu berühren im Stande ist. Freilich kann man mit einem Pressschwamm dies Ziel nicht immer erreichen, und bedarf es eines Nachlegens eines zweiten Pressschwammes von entsprechend grösserer Nummer. Meist gelingt es dann die gewünschte Erweiterung zu erzielen. Ob man, falls dies nicht der Fall ist, noch weitere Dilatationsversuche machen darf, ist jedenfalls ein zweifelhafter Punkt. Wenn selbst so kühne Operateure wie Marion Sims, sich mit 2 Pressschwämmen genügen lassen, so sagt man sich mit Recht, dass eine fernere Erweiterung der Gebärmutter mindestens nicht gefahrlos sein kann. Wir werden auf diesen Punkt noch weiter unten zu sprechen kommen. Die erweiterte Gebärmutter ist sodann zu manchen Operationen vorbereitet. So gelingt es jetzt in derselben an einem Polypenstiel eine Schlinge anzulegen, die Innenfläche auszukratzen,

---

[1]) Diese Schwämme sind in Berlin unter dem Namen: „Kristeller'sche" bekannt.

auszubeizen und auszuätzen, kurz jede intrauterine Operation blutiger und unblutiger Art ist nun gehörig vorbereitet. Aber es ist nicht zu vergessen, dass der Schwamm neben seiner dilatirenden Fähigkeit auch diejenige besitzt, die Schleimhaut und deren Anhänge arg zu insultiren. Er kann kleine Polypen zerstören, Granula zerdrücken etc. Man kann daher bei der nachträglichen Untersuchung Manches vermissen, was vorher im Uterus zu pathologischen Erscheinungen Anlass gab. Und mit dieser devastirenden Eigenschaft weicher Gebilde können wir den therapeutischen Werth des Pressschwammes beginnen. Sims erzählt einen Fall, in welchem ein grosser Polyp durch den Pressschwamm zerstört worden ist, und wenn wir auch hierzu keineswegs denselben regelmässig empfehlen wollen, so dient die Mittheilung dieser Thatsache, um zu zeigen, welche vernichtende Gewalt in dem Ansaugungsvermögen eines so porösen und trockenen Gebildes, wie der Pressschwamm ist, liegt.

Wenn wir die weitere therapeutische Wirkung des Pressschwammes in's Auge fassen, so ist dieselbe für die Geburtshülfe vor allen Dingen von unschätzbarem Werthe. Blutungen werden oft vorübergehend gestillt, die darniederliegende Thätigkeit des Uterus wieder zu neuen Wehen angeregt, und es gelingt durch 6stündiges Einwirken eines Pressschwammes Placentar- oder Eihautreste, die bereits Monate oder Wochenlang liegen, zu entfernen. Wie wirksam in dieser Beziehung sich Pressschwämme bewähren, hierzu möge folgende Krankengeschichte dienen.

Krankengeschichte.

Herausbeförderung von Placentaresten durch Pressschwämme.

Frau St., Arbeiterfrau von hier, ist bereits 3 mal von mir entbunden worden. Das erste Mal hatte ich bei ihr nach Geburt eines schwächlichen Kindes die Placenta gelöst. Dieselbe liess sich leicht in zwei Stücken, etwa eine Stunde nach der Geburt des Kindes, entfernen. Die vorangegangene Blutung war eine mässige. Nach Entfernung der Nachgeburt gute Contraction des Uterus, günstig verlaufenes Wochenbett. Circa 1 Jahr später wurde ich von der Patientin wieder gerufen. Sie hatte vor einigen Tagen ein 4 Monate altes Kind geboren. Seit der Zeit Blutverluste. Ob die Nachgeburt mit fortgegangen war, ist nicht bekannt. Bei der Untersuchung liess sich der Zeigefinger durch den inneren Muttermund nicht durchführen. Ein kleiner Pressschwamm, der eben durch kann, wird über den inneren Muttermund durchgebracht. Nach 4 Stunden Ausstossung einer kleinen Nachgeburt nebst Pressschwamm. Nur wenige Wehen waren vorangegangen. Bei der nochmaligen Untersuchung war in der bis zum Fundus durchgängigen Gebärmutter, kein Placentarrest mehr vorhanden. Geringer Blutabgang noch an demselben Tage. Nach 8 Tagen ist die Gebärmutter völlig contrahirt, die Frau geht ihrer Häuslichkeit wieder nach.

Im folgenden Jahre kam die St. zum dritten Mal zu mir, trotzdem ich in eine andere Gegend verzogen war. Sie habe vor 6 Wochen bereits abortirt. Das Alter der Frucht wird nicht genau festgestellt, sie soll zwischen 3—4 Monate alt gewesen sein. Auch die Nachgeburt soll abgegangen sein. Die Geburt war sehr leicht. Seit 14 Tagen merke Patientin starke Blutverluste, sie kam von selbst auf die Vermuthung, es sei noch ein Geburtsrest zurückgeblieben und bat „um einen Pressschwamm“.

Die Untersuchung ergab Undurchgängigkeit des inneren Muttermundes für den Finger, für die Sonde jedoch war der innere Muttermund permeabel. Die Sondirung nicht schmerzhaft. Da ein Abfluss somit garantirt zu sein scheint, mache ich eine schwache Eisenchlorid-Injection. Die Blutung ist 2 Tage lang sistirt. Am dritten Tage recidivirt dieselbe. Nun ergiebt die Digitaluntersuchung eine grössere Verengerung, wahrscheinlich in Folge des Eisenchlorids, so dass ich mit der Sonde nicht mehr durchkann. Behufs Erweiterung wird ein Pressschwamm bis an die Strictur hineingelegt, Abends derselbe entfernt. Jetzt wird, da der innere Muttermund noch immer nicht durchgängig ist, durch die Strictur ein kleiner Pressschwamm hindurchgeschoben, und ein grosser unmittelbar nachgeschoben. Am nächsten Tage, eine spontane Ausstossung eines 10 Groschen grossen Placentarrestes und der beiden Pressschwämme. Die Ausstossung war nach circa 10 Stunden erfolgt. Die Blutung war hierbei unbedeutend. Der Uterus contrahirte sich nun gut, nach wenigen Tagen war die Frau aufgestanden und hatte keinerlei Beschwerden.

Dieselbe Frau hat mich vor einigen Wochen wieder besucht. Sie befindet sich bereits wiederum im 6. Monate der Schwangerschaft, und wird hoffentlich die Frucht austragen.

Dieser nicht gar so selten vorkommende Fall beweist, wie selbst noch nach Wochen die wehenerregende Potenz des eingeführten Pressschwammes Reste herausbefördert. Ja ich habe in einem anderen Falle bei einer Wittwe, die eingestandener Maassen mehrere Wochen schwanger war, Blutungen sistirt, die sicher darauf deuten, dass hier zurückgebliebene Schwangerschaftsreste vorhanden waren. Allerdings mussten viele Pressschwämme eingeführt werden, um bis zum Grunde zu gelangen, aber der Umstand, dass der letzte Pressschwamm spontan ausgestossen worden, dass von der Zeit an die Frau völlig gesund ist, dass sie vorher 4 Monate lang unaufhörlich Blut verlor, scheint dafür zu sprechen, dass Ausstossung von Placentarresten erfolgt ist, trotzdem ich solche Reste nicht zu sehen bekommen habe. Sollte ich richtig schliessen, so ist dies ein Beweis für Ausstossung eines über 4 Monate zurückgehaltenen Restes einer Frucht.

Es ist aus solchen Fällen überhaupt der Schluss auf die contractionsfördernde Kraft des Pressschwammes gezogen worden, und hat man dieselbe zu benutzen gesucht, um wie bei der Einführung der Sonde zu gleichem Zwecke, einen schlaffen Uterus zu neuer Thätigkeit zu wecken. Es ist allerdings nichts Seltenes, Blutungen, die scheinbar auf Schlaffheit des Uterus beruhen, durch Pressschwämme zu stillen, aber in solchen Fällen ist es meist schwer zu entscheiden, wie der Pressschwamm gewirkt hat und ob nicht etwa die Herausbeförderung eines Geburtsrestes, den man leicht übersehen kann, oder Zerstörung eines Polypen etc., die Ursache der Blutstillung sei [1]). Andererseits aber wird zu der Reorganisation des Uterus jedenfalls ein oftmaliges Liegenlassen des Pressschwammes nöthig sein. Dass ein solches Turnen des Uterus schliesslich von Erfolg begleitet sein muss, ist kein Zweifel, ebenso zweifellos ist es aber, dass zu häufige, starke Insulte des Organes dasselbe leicht entzünden und tödtliche Folgen haben können.

Wäre die Ansicht Klenke's [2]) richtig, dass der Pressschwamm einen, dem puerperalen, ähnlichen Zustand hervorbringt, und mit diesem eine Neigung zur Involution der Gebärmutter, die wochenlange Anwendung desselben liesse sich rechtfertigen. Aber die Identität beider Zustände ist keinesfalls constatirt, weder histologisch noch klinisch, und lässt sich auf diese Hypothese hin ein so energischer Eingriff durchaus nicht rechtfertigen. Eher ist es zu empfehlen einen

---

[1]) Granwill Banton empfiehlt gegen die so häufigen Blutungen der Frauen in den Tropen Pressschwämme. (Obstetric. Transactions, Vol. XIV. 1873.)

[2]) Deutsche Klinik 32. 1873. An derselben Stelle berichtet der Verfasser, er hahe durch Monate lange Anwendung der Pressschwämme Versionen u. chron. Metritiden geheilt. Hinterher wurde der Uterus mit Arg. ausgeätzt.

glattwandigen Intrauterinstift zu tragen, der jedenfalls weniger reizend ist als der Pressschwamm, als einen so stark irritirenden Körper.

Eine viel zuverlässigere, therapeutische Wirkung entwickelt der Pressschwamm da, wo es gilt, vorübergehend Stenosen zu erweitern. Hier ist in der That, wenn auch selten ein dauernder, doch wenigstens oft ein vorübergehender Erfolg zu erzielen, und zwar ein Erfolg, der viel sicherer eintritt als nach Sondendilatationen [1]). Ein Vergleich der Resultate beider Behandlungen fällt zu Gunsten der Pressschwämme aus, und zwar, weil die Sonde stets nur sehr geringe Erweiterungen bewirkt, die leicht und rasch sich wieder contrahiren, so dass diese Dilatationen selten eine Periode überdauern, die Sonde im Allgemeinen die Contraction des nicht schwangeren Uterus wenig anregt, endlich weil die brüsque Dilatation, die die Sonde anregt, oft nur der Elasticität des Uterus entgegenwirkt und das elastische Gleichgewicht nach dem Ausziehen sofort eintreten kann. Der Pressschwamm hingegen kann den Uterus bedeutend erweitern, so dass die Dilatation oft mehrere Menstruationen überdauert. Er wirkt in Folge seiner rauhen Oberfläche und Einwirkung auf alle Punkte der Schleimhaut viel contractionsfördernder. Er überwindet die Elasticität des Uterusmuskels, so dass diese völlig aus dem Spiele bleibt [2]). Nur ein Uebelstand ist bei dem Pressschwamme, nämlich der, dass es Gebärmütter giebt, in

[1]) Ranieri Cattoni aus Pisa, heilt Sterilität, die auf Enge des Collum beruht, durch Einlegen von Pressschwämmen, die in Belladonna getaucht sind. Erst wenn dies ohne Wirkung bleibt, resecirt er die Portio. (Annal. d'oculist. et gynaekolog. Vol. I. Lib. 5 u. 9.)

[2]) Mistler macht im Speculum mit dünnen Bougies die Diagnose der Verengerung und führt 3 bis 4 Mal zwischen je 2 Menstruationen Pressschwämme, die mit Belladonna bestrichen sind, ein. Jeder Pressschwamm bleibt 24 Stunden oder kürzere Zeit liegen. Von 9 Fällen Sterilität, die er auf diese Weise behandelte, 7 Mal Heilung. (Gaz. de Strassb. I. 1851.

denen er absolut nicht zurückgehalten wird. Dass sind besonders Fälle von chronischem Infarct des Uterus, mit Stenose des Cervix complicirt. Einen solchen Fall wollen wir hier näher besprechen.

Krankengeschichte.

Chronischer Infarct des Uterus. Molimina menstrualia. Unmöglichkeit etnen Pressschwamm einzuführen.

Frau Arl., Buchhalterfrau von hier, schon 2mal von Molen entbunden, leidet seit ihrer letzten Entbindung, die ca. vor einem Jahre stattgefunden, an Zuständen in der Periode, die eine Strictur des Uterincanals annehmen lassen. Vor jeder Wehe, heftige Uterinkoliken, Kreuzschmerzen etc. Mit dem Ende der Regel verlieren sich die Molimina. Die Untersuchung ergiebt eine wie Narbengewebe hart sich anfühlende Portio, einen etwas kleinen hochstehenden Uterus. Normale Beweglichkeit. Orificium uteri sehr eng, jungfräulich enge Scheide. Mit dem Sim'schen Speculum sieht man die blasse Portio vaginalis. Die Sondirung ist schwierig, gelingt aber. Die Sonde dringt in normaler Weise nicht ganz 6 Ctm. ein. Die Sondirung soll bei der unmittelbar darauf gefolgten Regel einige Erleichterung geschafft haben. In der nächsten Regel wieder Schmerzen wie früher. Einige Monate darauf, wurde Patientin noch einmal sondirt. Dieselbe Schwierigkeit. Es wird nach Zurückziehung der Sonde sofort ein kleiner Pressschwamm eingeschoben. Als ich die Kornzange losgelassen habe, wird er sofort wieder ausgestossen. Ich wiederhole den Versuch mehrere Mal, indem ich den Pressschwamm anzudrücken versuche, aber jedes Mal wird er herausgeschleudert. Dasselbe Schicksal hat die Laminaria. So muss ich den Versuch der Pressschwammerweiterungen bei dieser Patientin aufgeben.

Dergleichen Fälle bei chronischem Infarct hatte ich öfters Gelegenheit zu beobachten. Hier muss man auf die Dilatation mittelst Pressschwamm verzichten und eben zu anderen Mitteln greifen.

Es ist ein grosser Uebelstand, dass die Stenose, die jedenfalls meist ein angeborener Zustand ist, wenn zuweilen auch narbige Zusammenziehungen öfters zu derselben Veranlassung geben mögen, der unblutigen Therapie so wenig zugänglich ist. Es ist nicht übertrieben, wenn man sie als eine sehr häufige Affection betrachtet und der Ansicht huldigt, dass sie zu mannigfachen pathologischen Processen die erste Ursache abgiebt. Dauernd geheilt werden die Kranken durch Dilatationen nie. Viel besser wird die Heilung durch Schwängerung erzielt, aber leider ist die Stenose selbst, oft das grösste Hinderniss der Schwängerung. Aber wenn dies auch oft der Fall ist, so ist dies doch nicht immer, und es tritt manches Mal Schwangerschaft trotz grösster Verengerung ein. Man lasse also, wo es nur möglich ist, diese radicalste aller Stenosenheilungen nicht unberücksichtigt, wenn auch das Mittel weder immer anwendbar, noch immer zuverlässig ist, und beherzige wohl, dass jedes andere Erweiterungsmittel eine absolute Zuverlässigkeit nicht beanspruchen kann.

Ebenso wie der Pressschwamm bei Stenosen sehr gut paliativ [1]) aber nicht radical wirkt, ist sein Nutzen bei Knickungen von untergeordnetem Werthe. Dauernd wird eine Knickung durch Pressschwämme nie beseitigt und ausgeglichen. Wohl aber kann derselbe vorübergehend vor der Menstruation diese Lageanomalie heben und dadurch die Menstruationsbeschwerden lindern.

Endlich ist der Pressschwamm mit seiner Erweiterungs-

---

[1]) Caghlan heilt Dismennorrhoë durch Einschneiden und Nachlegen von Bleiröhren. Das Erweitern mittelst Pressschwamm hält er nicht für dauerhaft. (Med. times and Gazette June 1. 1861.)

fähigkeit als Nachbehandlungsmittel angewandt — und zwar von Martin [1]) nach blutiger Dilatation der Strictur, um die Heilung der Wunde hinzuhalten. Der berühmte Gynäkologe hat hiermit so grosse Erfolge erzielt, dass eine Nachahmung des Verfahrens in passenden Fällen in der That geboten ist.

Fassen wir das über den Pressschwamm Gesagte zusammen, so ergiebt sich seine Wichtigkeit in der Gynäkologie nach vier Richtungen hin. 1) Ist er als Vorbereitungsmittel [2]) für verschiedene Untersuchungen (mit Finger und Sonde) sowohl, als für intrauterine Operationen (Polypenecrasement, Auskratzungen, Injectionen [3]) zu empfehlen. 2) Als Heilmittel; dauernd heilend bei kleinen, weichen Gebilden der Schleimhaut, vorübergehend bei Knickungen und Stenosen. 3) Als Nachbehandlungsmittel nach Incisionen durch den inneren und äusseren Muttermund. 4) Als herausbeförderndes Mittel bei Geburtsresten [4]). Sein Nachtheil liegt in der relativen Gefahr, die ein all zu häufiges Pressschwammnachlegen mit sich bringt und in der Intoleranz mancher Gebärmutter gegen dieselben [5]).

Sims berichtet von einem tödtlich verlaufenen Falle. In diesem schloss sich an einen Pressschwamm unmittelbar ein tödtlicher Tetanus an. Einen ähnlichen Fall berichtet auch

[1]) Zeitschr. f. Geburtskde. u. Frauenkr. I. 1. p. 106. 1875.

[2]) In diesem Sinne behandelt den Pressschwamm Huchord (Bull. d. therapie L. XXVIII. p. 545. Juni 1870).

[3]) Routh empfiehlt Pressschwämme als Vorbereitungsmittel für intrauterine Pessarien (Transactions Vol. XV. 74. p. 252).

[4]) Ein wenig nachgeahmtes Verfahren ist das von Levy. Er benutzt, indem er in's Innere einen Pressschwamm, äusserlich einen Gummiring anbringt, diese Manipulation, um einen Compressiv-Verb. an die Portio anzulegen (Bayer. ärztl. Intelligenzbl. XX. 8. 73).

[5]) Math. Duncan schreibt über Uterin-Leucorrhoe alter Frauen, und berichtet hierbei, dass bei solchen Fällen der äussere Muttermund weit, der innere eng sei, viel Schleimabsonderung. Hier könne ein Pressschwamm eine Stagnation bewirken, nach den Tuben drängen, oder Berstung einer dünnen Stelle der Uteruswand bedingen. (Edinb. med. Journ. 7. p. 826.)

Valentin[1]) und Thomas[2]) und ich selbst habe einen Krankheitsfall erlebt, der an grosse Vorsicht mich für die Zukunft gewöhnt hat[3]). Die Mittheilung desselben scheint mir von Nutzen.

Krankengeschichte.

Einführung mehrerer Pressschwämme trotz geringer Empfindlichkeit. Peritonitis. Hämatom. Langsame Reconvalescenz.

Frau L., seit 6 Jahren Wittwe, Frau von üppigem Habitus, hat gestandener Maassen sich starken, geschlechtlichen Excessen in letzter Zeit hingegeben. Sie behauptet 3—4 Monate lang schwanger gewesen zu sein und vor 14 Tagen abortirt zu haben. Sie klagt seitdem über Blutverlust und bemerkt neben dem Blute auch filzige Massen, von denen sie ein Stückchen in Spiritus mir vorzeigt. Die zottige Masse spricht für Chorion. Ich ordne mehrere Tage hindurch Injectionen von kaltem Wasser in die Vagina und innerlich Secale an. Die Blutungen lassen nicht nach. Die Untersuchung ergiebt einen empfindlichen, nicht durchgängigen Uterus. Behufs Erweiterung desselben, lege ich einen Pressschwamm ein. Nach 6 Stunden ist jedoch die Erweiterung noch nicht erzielt. Ich lege einen zweiten, grösseren Pressschwamm ein, welcher von Abends 6 Uhr bis früh nach 8, also 14 Stunden lang liegen bleibt. Der Zeigefinger kann nach Entfernung des Pressschwammes den Fundus noch nicht erreichen. Eine kleine Verengerung drängt sich der Finger-

---

[1]) Zur Casuistik der Uteruspolypen. Memorabilien XI. II. 66. u. XII. I. 67.

[2]) Woodburgk. Philad. med. times 78. Apr. 1875. Auf Grund dieses Falles warnt er vor Dilatationen.

[3]) Aitken berichtet einige Fälle von Endo- u. Perimetritis nach Laminaria. (Brit. med. Journ. XVI. p. 99. Aug. 1870.)

kuppe entgegen. Bis zu dieser Verengerung eine völlig glatte Schleimhaut. Die vermutheten, zurückgebliebenen Zotten liegen also jenseits des Isthmus. Es wird nun im Speculum die hintere Muttermundslippe fixirt und prolongirt, sodann ein kleiner Pressschwamm durch die verengte Stelle mit Leichtigkeit gebracht. Die Einführung macht Schmerzen. Nach 4 Stunden komme ich zur Patientin. Der Fundus sehr schmerzhaft, die Kranke hatte Schüttelfrost, und ist fiebernd. Der Pressschwamm wird sofort entfernt unter grosser Empfindlichkeit der Gebärmutter. Im Grunde fühlt man nach Entfernung des Pressschwammes adhärente, kleine Zotten, die nach Möglichkeit, mit dem Finger abgekratzt werden, dabei geringe Blutung. Letztere Manipulation muss in der Chloroformnarkose vorgenommen werden. Am Abend wiederholter Schüttelfrost. Temperatur 39,6. Eine langwierige, sehr üble Krankheit schloss sich nun an. Die Patientin und deren Angehörige hatten das Vertrauen zu mir verloren, der statt meiner behandelnde College glaubte ein Hämatom annehmen zu müssen. Der Krankheit, als deren Ursache der Pressschwamm betrachtet werden muss, folgte schliesslich eine langsame Reconvalescenz.

Diese Krankengeschichte möge als lehrreiches und warnendes Exempel dienen. Es ist gewiss nicht richtig, dass mehr wie zwei Pressschwämme schädlich sind, und könnte ich Fälle mittheilen, wo eine grosse Menge, einmal bis zu 6 Stück hinter einander sich als nothwendig erwiesen und keinen Nachtheil brachten, aber bevor man einen Pressschwamm einlegt ist ein Umstand stets zu prüfen, und das ist das Vorhandensein und der Grad der Empfindlichkeit. Ein wenig empfindlicher Uterus ist für Pressschwämme nicht ungeeignet. (Bei excessiver Empfindlichkeit ist jede intrauterine Behandlung ausgeschlossen.) Aber sobald keine Empfindlichkeit vorher da war, und diese sich nach Herausnahme des Pressschwammes plötzlich einstellt, oder sobald die schon vorher bestandene Schmerzhaftigkeit grösser wird, rathe ich vom Einlegen jedes weiteren Pressschwämmes ab. Man wird selten Ursache haben, bei Befolgen dieser Regel unangenehme Zufälle zu beklagen. Die Anzahl der Pressschwämme zu limitiren ist, eine unbrauchbare Regel, aber dieselbe individuell zu reguliren ist nothwendig, um seinen Werth einerseits auszubeuten, andererseits seine Gefahren zu verhindern.

Nachdem wir nun die Indicationen und Contraindicationen für Pressschwämme besprochen, ist es nothwendig, die Technik des Einführens anzugeben.

Es ist vor allen Dingen anzurathen, den Pressschwamm im Hause der Patientin einzuführen; allenfalls darf der Arzt ihn auch bei sich zu Hause einbringen, wenn die Kranke in der Nähe wohnt und sich sofort nach ihrer Ankunft legt. Der Pressschwamm wird immer im Liegen und zwar je nach dem Falle, in der Seiten- oder Rückenlage eingeführt. Da, wo der Uterus hoch liegt, die Portio sich schwer erreichen lässt, da ziehe ich die Seitenlage vor. Die Patientin muss dann den Uterus selbst durch eine oder beide Hände herunterdrücken. Bei weiter Vagina, bei offen stehendem Orificium gelingt es einen Kristeller'schen Pressschwamm ohne Speculum einzuführen. Man schiebt ihn dann mit dem Daumen auf dem Zeige- und Mittelfinger ein, während die andere Hand den Uterus fixirt. Mit dem Feig'schen Vaginalspeculum ist es ebenfalls nicht schwer die Einführung vorzunehmen. Gehen jedoch beide Methoden nicht, so gelingt die Einführung im runden Mutterspiegel nur bei gleichzeitiger Fixirung der vorderen oder hinteren Lippe mittelst eines Häkchens. Der Schwamm muss dann mit Hilfe einer starken, nicht federnden Kornzange eingeführt werden. Noch leichter ist die Einführung im Sims'schen Speculum, doch wird man hierzu einen Gehülfen heranziehen. Man mache nie einen Versuch den Pressschwamm gewaltsam einzuführen. Wenn er nicht weiter vorwärts zu schieben geht, so begnüge man sich mit der Strecke, die er bereits vorgegangen. Nie lasse man einen Schwamm länger als 6 Stunden, und mache stets zwischen einem und anderen Pressschwamm mindestens $^1/_2$ Stunde Pause. Manche Reactionserscheinungen treten nicht nach unmittelbarer Entfernung des Pressschwammes, wohl aber nach $^1/_2$ Stunde bereits ein. Hat man den ersten Schwamm entfernt, so gehe man mit dem Finger in die Gebärmutter ein. Man wird dann eine Strictur leicht entdecken und ihren Durchmesser taxiren können, sodann wähle man sofort einen kleinen und kurzen Pressschwamm, welcher die Strictur passirt, vergesse aber nicht die bereits erweiterte Partie in ihrer Dilatation durch Nachschieben eines möglichst grossen Pressschwammes zu erhalten.

Bei Knickungen verfolge man dasselbe Princip. Man suche nie die Knickung gewaltsam zu passiren. Eine Erweiterung bis zum Knickungswinkel genügt für's Erste, dann schiebe man erst über diesen Winkel einen zweiten, kleineren Pressschwamm, sorge aber, dass der bereits dilatirte, untere Abschnitt sich nicht wieder verenge. Es ist für viele Fälle nicht nöthig die Strictur oder die Knickungsstelle zu überschreiten, z. B. da, wo man die Absicht hatte nur mit der Sonde bis an den Fundus zu gelangen, ist eine fernere Erweiterung überflüssig.

Beim Liegen der Pressschwämme in der Gebärmutter, fliesst eine grosse Menge Wasser aus derselben aus; man mache Patientin im Voraus darauf aufmerksam. Ist der Pressschwamm eingeführt, so ist es gut, ihn dann noch durch nachgeschobene, in Glycerin getauchte Watteballen zu fixiren. Dies ist besonders da nöthig, wo der Uterus etwas antevertirt ist und der Pressschwamm mit der Basis noch heraussieht; denn der Pressschwamm kann leicht auf die hintere Scheidewand einen starken, wenn auch vorübergehenden Druck ausüben.

Das Herausziehen des Pressschwammes bietet keine Schwierigkeit, man fasst ihn in der Gebärmutter oder an einem hervorragenden Ende mit der Kornzange und zieht ihn so, unter wenig rotirenden Bewegungen nach Aussen.

Das Capitel der Pressschwämme wollen wir hiermit verlassen, mit dem Wunsche, dass in nicht allzuferner Zeit die Technik Pressschwämme darstellen möge, die neben den übrigen Vortheilen, auch den der Billigkeit haben.

III.

Medicamentöse Behandlung.

Die verschiedenen Formen, in welchen Medicamente in den Uterus hinaufbefördert werden, oder alle die verschiedenen Medicamente durchzugehen, ist eine wenig fördernde Mühe, die wir uns gern sparen. Jede einzelne Form oder jedes einzelne Medicament kritisch zu beleuchten, ist eine Sache der Unmöglichkeit, wir werden daher nur eine Anzahl aus der angeführten Reihe hervorheben und näher in's Auge fassen. Für Diejenigen, welche eine historische Uebersicht über dies Capitel, besonders über die Injectionen, zu erlangen wünschen, verweisen wir auf Cohnstein's „Beiträge zur chronischen Metritis“ (vergl. hierzu auch Freund[1]).

Schon in der Einleitung haben wir erwähnt, dass das Einbringen von Medicamenten in den Uterus in verschiedenen Aggregatszuständen stattfindet. Theils wird es in fester Form eingeführt, theil's in flüssiger. Ja, ein Theil von Gynäkologen bedient sich der Pulverform. Eine einfache Ueberlegung

---

[1] Deutsche Klinik 1869.

müsste jedoch dahin führen, dass ein Medicament, sobald es zur Wirkung kommt, stets erst die flüssige Form annehmen muss, dass es daher auf Täuschung beruht, wenn man wähnt, ein Medicament, welches als „fest“ eingeführt worden, wirke auch in dieser Form. Jede Substanz, die auf die Uterusschleimhaut einwirken soll, muss vorerst gelöst werden, und wird sie in diese Form nicht vorher gebracht, so löst sie sich in den Uterusflüssigkeiten, dann erst tritt sie mit den Geweben in Wechselwirkung. Die Nachtheile aber, die man bei Einführung von festen Substanzen hat, sind folgende: 1) Hat man eine ungleichmässige Vertheilung der Substanz. 2) Weiss man nie, wie viel von dem Medicamente gelöst wird. Je nach der Absonderungsmenge wird immer ein grösserer oder geringerer Theil gelöst werden. 3) Die Lösung beansprucht stets eine geraume Zeit, man kann sie nicht immer abwarten und den Abfluss kontroliren. 4) Die Wirkung tritt später ein, und man kann nie wissen, ob sie vorüber ist, oder noch vorhält.

Die übrigen Gründe, die von einzelnen Gynäkologen gegen die festen Mittel vorgebracht werden, sind nicht immer stichhaltig. Sie behaupten, dass ein festes Stück nur theilweise mit der kranken Schleimhaut in Berührung tritt; der grössere Theil jedoch könne nicht gelöst werden, denn der coagulirende Schleim und das Blut schlagen sich um das eingeführte Stückchen herum, und umhüllen dasselbe als impermeable Decke. Das wäre nur richtig, wenn das Eingeführte in Ruhe läge. Diese Ruhe findet jedoch nicht statt, und das Mittel kommt durch die Bewegungen, die der Uterus macht, mit immer neuen Flüssigkeitstheilchen in Berührung, die zu ihm zuströmen, noch bevor die coagulirte Umhüllungsschicht fest und undurchdringlich geworden. Folgendes Experiment belehrt uns über dies Verhältniss. Hängt man ein Stückchen Höllenstein an einen

Faden und lässt es in ein, mit defibrinirtem Blute gefülltes Gefäss tauchen, so wird es sich bald mit einerSchicht geronnenen Blutes umhüllen und kann Stundenlang ungelöst bleiben. Bringt man jedoch das Gläschen durch Schütteln in Bewegung, so kommt es zu gar keiner Umhüllungsschicht, sondern der Höllenstein nimmt immer mehr und mehr an Volumen ab und löst sich auf. Dasselbe Verhältniss ist im Uterus, wo die eingeführte Substanz nicht in Ruhe, sondern durch dessen Contractionen in Bewegung sich befindet. Aber der Höllenstein ist eine schnell sich lösende Verbindung. Andere, nicht so rasch lösbare Salze, können natürlich früher umhüllt, als gelöst werden. Bei allen hier in Frage kommenden Substanzen, hat man zwei getrennte Qualitäten in's Auge zu fassen, die scheinbar vollkommen unabhängig von einander sind. 1) Die Löslichkeit. 2) Die Gerinnungsanregung. Ist die Löslichkeit ebenso gross, wie die gerinnungserweckende Potenz, so werden beide Qualitäten sich neben einander entfalten. Es wird immer ein Theil gelöst werden, die Gerinnung anregen, und die Gerinsel werden sich niederschlagen, während ein anderer Theil sich wieder löst. Anders ist es, wenn die Löslichkeit eine geringe, die Gerinnungserregung eine grosse ist. Da kann es wohl vorkommen, dass stärkere, rasch-erstarrende Schichten sich um eine Substanz herumschlagen, während nur ein geringer Theil aufgelöst wird, und es kommt nun darauf an, ob es dem Uterus gelingt, bei seinen Bewegungen die umhüllende Schicht abzustreifen. Will man daher aus der Reihe der Gerinnungserreger, einen Stoff in Substanz einführen, so wähle man hierzu einen leicht löslichen. Dies ist das Argentum nitricum in erster Reihe. Dasselbe hat, wahrscheinlich in Folge seiner leichten Handlichkeit, sich ein gewisses, historisches Recht erworben. Doch verfügen wir heut zu Tage über eine Reihe anderer Medicamente, die, wenn man sie in gelöster Form bereits zuführt, die dem Argent.

zugeschriebenen Qualitäten ebenso und noch viel besser erfüllen.

Es ist also im Allgemeinen nicht zu leugnen, dass jede Verbindung, die als feste Substanz eingeführt wird, im Anfange auf die Uterusschleimhaut einwirkt, aber der Zeitraum, wo diese Einwirkung aufhört, entzieht sich völlig unserer Berechnung.

Ein weiterer Nachtheil der ungelösten Substanzen besteht in der schwierigen Einführung. Der Uterus, mag er noch so sehr gedehnt sein, ist nie ein luftgefüllter, hohler Sack, sondern seine Wandungen legen sich stets aneinander. Das hat für die einzuführenden Substanzen den grossen Nachtheil, dass diese nie in den Grund gelangen können, ohne schon unterwegs einen Insult auszuüben, und sind es stark adstringirende Substanzen, so werden sie sich selbst den Weg zum Hinaufbringen erschweren. Diesen Nachtheil suchen verschiedene Forscher durch gedecktes Hinaufführen zu umgehen, Martin vermittelst seiner Uteruspistole, andere vermittelst des Lallemand'schen Catheters etc. Aber diese Instrumente sind kostspielig, verderben leicht und erfordern Zeit zum Reinigen und wieder in Stand setzen. Die Vertheidiger des Einführens fester Substanzen geben an, dass dieselben den Vortheil haben, langsamer einzuwirken. Mir ist aber kein Fall denkbar, wo es von Vortheil wäre, dass ein local angewandtes Medicament langsam wirke. Andererseits wüsste ich von der raschen Einwirkung eines Medicamentes keinen Nachtheil. Kommt es aber darauf an, den Uterus in einen längeren Reizzustand zu versetzen, ohne Rücksicht auf die chemische Natur des eingeführten Mittels, so erfüllt ein Pressschwamm, ein intrauteriner Stift, eine längere Sondirung diese Indication viel besser.

Zweckmässiger und zuverlässiger sind die Suppositorien. Hier wird die einzuführende Substanz in einem leicht im Uterus sich lösenden Medium, gleichmässig vertheilt. Aber die Weichheit solcher Suppositorien lässt nicht immer dieselben bis in den Fundus gelangen, so dass schon beim Einführen sich ein Theil löst, bevor das Mittel an die afficirte Stelle kommt. Sind aber die Suppositorien aus sehr hartem Bindemittel, so werden sie ausgestossen, von dem, durch einen fremden Körper zur Thätigkeit angeregten Uterus, und eliminirt, noch bevor eine genügende Menge sich gelöst hat. In ersterer Form lassen sich narcotische Mittel immer noch am besten einführen. Die Suppositorien aus hartem Bindemittel (Tragacanth) sind aus den angeführten Gründen für intrauterine Behandlung durchaus nicht sehr zweckmässig. Leicht lösliche Suppositorien, z. B. Cacaobutter, sind, wie gesagt, für Narcotica nicht ungeeignet. Hier kommt es ja nicht darauf an, dass unmittelbar die afficirte Stelle mit dem Medicament in Berührung kommt, es genügt, wenn eine Resorption in der Nähe stattfindet. Freilich möchten wir ein solches Narcotisiren des Uterus auch nicht empfehlen, aber solche Suppositorien sind relativ noch die besten.

Das Zerstäuben in den Uterus, möge dasselbe mit grossen oder kleinen Apparaten, mit Einblasen durch den Athem oder einen Gummiballon ausgeführt werden, ist gleich unzuverlässig. Hier hat man weder die Garantie der gleichmässigen Vertheilung, noch die Berechnung, wie viel auf die kranke Stelle kommt in der Hand.

Diese vorangeschickten Betrachtungen genügen, um die vortheilhafteste Form der intrauterinen Medication, die „flüssige“, zu empfehlen.

Das flüssige Medicament jedoch kann wiederum in verschiedener Form eingebracht werden. Mann kann 1) einen Stab, einen Pinsel, eine Wieke, eine mit Baumwolle umhüllte Sonde in die Flüssigkeit tauchen und dann hinauf leiten. 2) Man nimmt eine geschlossene Capsel aus leicht löslichem Stoffe, die die einzuführende Substanz enthält, sich im Uterus löst und die Wandungen in Berührung mit ihrem Inhalte bringt. 3) Man bedient sich einer Spritze, eines Irrigators oder eines Catheter, durch welchen die Flüssigkeit unter plötzlichem oder allmählichem Druck eingeführt wird.

Die erste Methode wird vielfach mit Erfolg geübt, ist aber entschieden dann schwierig, wenn der Locus affectionis hoch oben liegt. Doch ist für alle unten nah am Orificium gelegenen Affectionen gewiss jede dieser Methoden ausführbar und wirksam. Dabei wird man je nach dem Material, das man in den Uterus einbringt, sich bald des einen, bald des anderen Vehikels bedienen. So sollte man starke Aetzmittel nie mittelst eines Haarpinsels auftragen, da derselbe leicht zerstört wird und dann später nicht zu gebrauchen ist, oder falls er nicht zerstört wird, bleibt von dem Aetzmittel noch einiges in den Haaren zurück, und bei der nächsten Anwendung weiss man nicht, wie viel von der ersten Ladung in den Haaren des Pinsels haftet. Das Anwenden eines neuen Pinsels jedoch, bei jeder neuen Application ist eine ziemlich kostspielige Ausgabe. Es ist daher zweckmässig für Aetzungen einen Pinsel zu nehmen, aus möglichst billigem Material. Hiezu empfiehlt sich der Charpiepinsel, mehr denn ein anderer.

Bei Säuren jedoch von starkätzender Wirkung oder bei Kali in gelöstem Zustande ist der Glasstab vorzuziehen. Hier kommt es darauf an, einen Tropfen, höchstens zwei, auf die sichtbare, kranke Stelle zu bringen, und ein solches Abmessen gelingt mit Nichts besser, als mit dem Glasstabe. Ganz besonders empfiehlt sich diese Methode für Chromsäure; allerdings nur in solchen Fällen, wo die callösen und fungösen, veralteten Geschwüre sich von den ectropirten Lippen uno continuo in die Portio hinein fortsetzen. Die Chromsäure leistet in diesen Fällen ganz Ausserordentliches. Sie zerstört die organischen Massen soweit sie mit ihnen in Berührung kommt sofort, und schafft eine gesunde Granulationsfläche,

Aber was sie auf der kranken Schleimhaut zu deren Heilung bewirkt, kann sie auch auf der gesunden Schleimhaut in entgegengesetzter Weise zu Wege bringen und dieselbe mit tiefen Substanzverlusten versehen. Daher darf sie nur da angebracht werden, wo man die Stelle ihrer Wirkung überschauen kann, niemals über dieselbe hinaus, und es empfiehlt sich von ihr, nie mehr anzuwenden, als grade nothwendig. Jeder Tropfen mehr wirkt zerstörend. Das Pinseln der gesammten Fläche mit Chromsäure ist gewiss ein rohes und nicht zu billigendes Verfahren. Das Aetzkali wirkt, wenn auch nicht so rasch und intensiv, ähnlich der Chromsäure. Auch hier widerrathe ich die Application im Ueberschusse, oder auf eine Stelle, die man mit den Augen nicht controliren kann. Dasselbe gilt von allen ätzenden Säuren. Was wir unter Aetzmitteln verstehen, werden wir weiter unten auseinandersetzen.

Der Wiekenträger, gleichviel wie er aussieht, ist überall zu gebrauchen wo eine Tamponade des Innern des Muttermundes, nebst der chemischen Einwirkung erwünscht ist. Ich gestehe, dass ich ein solches Combiniren zweier Wirkungen, der chemischen und der mechanischen, nicht gerade gerne anwende und da, wo eine Tamponade erwünscht, lieber zum Pressschwamme meine Zuflucht nehme; doch dürfte man nicht immer im Stande sein, eine solche Auswahl zu treffen, und für dergleichen Fälle empfiehlt sich die Tamponade mit Charpiewieken oder Watte, trocken ausgeführt, oder vorher getränkt mit einem Stypticum. Allerdings muss man sich nicht wundern, falls die adstringirende Wirkung, die den meisten Stypticis innewohnt, dem Vorschieben in den meisten Fällen sich entgegenstellt, doch geht Spiegelberg zu weit, wenn er dies Verfahren schlechtweg als Humbug bezeichnet.

Dies Tamponiren empfiehlt sich meist bei Blutungen. Für jede andere Affection ist es mindestens unzuverlässig und unpraktisch. Das Einführen der gelatinösen, mit Eisenchlorid oder anderen Salzen gefüllten Kapseln, ist weder ein billigeres, noch ein leichteres Verfahren als das Hinaufführen der Spritze. Im Gegentheil, die Kapseln, sind theuer, lassen sich nicht leicht hinaufführen, platzen oft beim Aufschieben noch bevor sie in den Fundus gelangen und eignen sich nur für sehr weite Uterushöhlen und auch dann nur bedingungsweise.

Die einzige Methode der Medication in den Uterus, welche eine Zukunft hat, ist die Einführung mittelst der Röhrenleitung, und ist es völlig gleichgültig, ob die Leitung durch Irrigation, durch Chatheter à double courant oder durch einfache Spritze geschieht.

Wir werden zuerst die Einführung mittelst der Spritze besprechen und vergleichsweise auch die durch Catheter etc. anknüpfen. Die zweckmässigste Spritze ist die sogenannte Braun'sche. Sie hat einen sehr langen, fast sondenförmig gekrümmten Hals, einen gläsernen Flüssigkeitsbehälter, welcher nicht mehr als 20—25 Tropfen enthält. Die Oeffnungen der Spritze sind seitwärts, und das oberste, mit Löchern versehene Ende kann obendrein so gedreht werden, dass die seitwärts angebrachten Löcher auch nach oben und unten sehen. Jede andere Form der Spritze ist weniger zweckmässig. In manchen Fällen wird statt des Spritzenhalses ein weiblicher Catheter genommen und eine genau in ihn eingepasste Spritze an denselben angelegt. Diese Methode der Injection, bei welcher eine grosse Menge der injicirten Flüssigkeit zur Verwendung kommt, ist nur bei weit offenstehender Gebärmutter zulässig, bietet aber vor der oben von uns beschriebenen Braun'schen keinerlei Vortheil. Die Spritze, welche gleichzeitig eine Einführungs- und Ansaugecanüle hat, sowie der Catheter à double courant sind ebenfalls ohne allen Werth, da wir sehen werden, dass das Verweilen der Flüssigkeit in der zweckmässig präparirten Gebärmutter eines Theils keinen Schaden bringt, anderen Theils ein Ansaugen einer coagulirten Flüssigkeit oder Abfliessen derselben durch enge Röhren oft unmöglich ist.

Bevor wir die Anzeigen für die intrauterinen Medicationen besprechen, ist vorerst die leicht verständliche Technik derselben zu beschreiben, dann erst können wir die Zustände, gegen welche wir mit Injectionen vorgehen, in's Auge fassen und im Anschluss daran, über die Eigenschaft der Medicamente Einiges hinzufügen. Endlich sind die Gefahren, die der Injection als solcher zur Last fallen, genauer zu beleuchten.

Im Gegensatz zur Sonden- und Pressschwamm-Behandlung, die auch diagnostischen Werth hat, ist das Injiciren als rein therapeutisches Vorgehen besonders zu betonen.

Um in einen Uterus gehörig injiciren zu können, ist vor allen Dingen nothwendig zu constatiren, ob er eine Injection verträgt oder nicht. Hier ist erstens die Empfindlichkeit, zweitens die Abflussfähigkeit genau zu prüfen. Beides prüft man mit Sonde und bimanuell. Ist die Empfindlichkeit eine excessive, dann ist, worauf wir stets ein besonderes Gewicht legen und was wir auch hier noch einmal hervorheben wollen, eine jede intrauterine Manipulation (vielleicht ausgenommen das Sondiren) ein verwegener, nicht zu billigender Eingriff. Eine geringe Empfindlichkeit, die kaum als localisirter Schmerz bezeichnet werden kann, vielmehr als Unbehaglichkeit, als rheumatische Empfindung gedeutet wird, ist keineswegs gegen Injectionen eine Contraindication. Ebensowenig contraindiciren feste, bereits organisirte Adhäsionen des Uterus mit irgend einem Nachbarorgane, eine Injection. Hingegen ist ein enger Kanal des Uterus sicherlich für Einspritzungen ungeeignet. Eine Injection in denselben ist nur statthaft nach vorangegangener Dilatation. Zwar ist es übertrieben, wenn man behauptet, dass Injectionen in den Uterus, der keinen Abfluss gestattet, stets bedrohliche Erscheinungen zur Folge haben. Im Gegentheil: es kommt in manchen Fällen auch hier eine kaum nennenswerthe Empfindlichkeit vor. Im Allgemeinen jedoch treten heftige Koliken auf, ähnlich den Menstruationskoliken, nur viel heftiger und erschreckender. Todesfälle oder starke Entzündungszustände nach Injectionen ohne Abfluss, sind gewiss nichts Häufiges. Solche Koliken jedoch gehören weder für Aerzte noch für die Patientinnen zu den Annehmlichkeiten, und wäre für die vorherige Dilatation kein anderer Grund als der, dass durch dieselbe die Kolik beseitigt wird, sie wären vollkommen gerechtfertigt, aber eine Dilatation des Uterus ist nothwendig, auch um die Wirksamkeit des Mittels zu erhöhen. Durch sie werden alle Falten im Innern ausgeglichen, und jeder Punkt der Schleimhaut kommt dann mit der Flüssigkeit in Berührung.

Die erste Regel also, bevor man eine Injection macht, ist: Dilatation des äusseren und inneren Muttermundes, so dass beide ziemlich für einen Finger durchgängig werden. Dasselbe was für Stricturen, gilt auch für Knickungen, welche in dieser Beziehung ähnlich, wie jene Abfluss behindernd wirken. Dass zu ergiebigen Dilatationen nur der Pressschwamm tauglich, haben wir bereits früher erwähnt. Die gefüllte Spritze wird nun gut geölt am Halse, nach vorheriger Freilegung des Muttermundes im Sims'schen oder im Milchglasspeculum in den Fundus eingeführt, sodann einige Linien zurückgezogen und unter langsamem Drucke ausgespritzt. Sodann wird die Spritze herausbefördert und der Abfluss der Injectionsflüssigkeit im Speculum controlirt, wobei der Uterus fortwährend leise gerieben wird. Die ausfliessende Masse wird mit Schwämmen oder Anderem abgetupft, und die Portio mit lauem Wasser ausgespült oder mit Glycerintampons betupft. Manchmal empfiehlt es sich, nach der Einspritzung einen Tampon zurückzulassen.

Eine Wiederholung der Einspritzung ist bei manchen

Mitteln schon am nächsten Tage zulässig, bei Aetzmitteln erst nach einigen Tagen. Die Injection darf ausserdem nie unmittelbar vor der Menstruation, wohl aber gegen Ende oder einige Tage nach derselben gemacht werden.

Nun tritt die Beantwortung der Frage an uns heran, gegen welche Zustände Injectionen indicirt sind.

Ohne specielle Rücksicht auf die Medicamente jetzt zu nehmen, können wir die Frage dahin beantworten, dass die Injectionen 1) gegen Blutungen, 2) gegen Catarrhe, 3) gegen Neubildungen zu gebrauchen sind, und wollen wir nach diesen drei Richtungen hin die Methode und die dazu gehörigen Medicamente besprechen.

A. Blutungen

sind Continuitätstrennungen der Gefässe mit Erguss ihres flüssigen Inhaltes. Blutungen mit ganz erhaltenen Gefässen sind nicht erwiesen. Selbst in der physiologischen Breite der Erscheinungen ist es zweifelhaft, ob die Blutungen, welche stattfinden, aus unversehrten Gefässen abstammen, oder mit Gefässzerreissungen einhergehen. Ein wirklicher Durchtritt rother Blutkörperchen durch die unversehrte Gefässwand, ist bisher noch nicht beobachtet worden. Ist demnach die Trennung der Gefässwand immer die unmittelbare Voraussetzung der Blutungen, so sind doch die mittelbaren Ursachen derselben sehr mannigfaltig.

Die Blutstillung ist andererseits selten eine Folge des unmittelbaren Zusammenklebens der Wundränder des Gefässes, vielmehr kommt sie durch andere Verschlüsse zu Stande. Die Arten der Naturblutstillung sind ebenso mannigfaltig wie die unmittelbaren Ursachen der Gefässzerreissung. Die Aufgabe der Therapie ist es, bei Blutungen 1) dieselben augenblicklich zum Stehen zu bringen. 2) Die Wiederkehr derselben zu verhüten, dass heisst diejenige Ursache zu heben, welche zu Gefässzereissungen führt, oder falls man derselben nicht beizukommen im Stande ist, ein der gefässzerreissenden Ursache entgegen wirkendes Moment zu schaffen. Die Zeit, wo man den Blutungen kritische Bedeutung zuschrieb, wo man eine aperiodische Blutung zu unterdrücken sich scheute, ist heute vorüber. Der Widerspruch, welcher darin liegt, dass die Unterdrückung der periodischen Blutungen ein gefährliches Vorhaben ist, hingegen die Stillung der spontanen, jedoch aperiodischen Hämorrhagie eine Nothwendigkeit, ist durchaus nicht gelöst. Aber trotz dieses Wiederspruches, gilt es als Grundsatz, nur soviel Blut zu entziehen, wie man es für den speciellen Fall unumgänglich nöthig hat, jede andere Art von unperiodischem Verluste aber mit allen Mitteln zu bekämpfen. Sehen wir uns die mannigfaltigen Blutstillungsarten der Natur an, so können wir trotz ihrer Mannigfaltigkeit einige Grundprincipien dabei beobachten.

Wir betrachten hierbei vorläufig nur die augenblickliche Blutstillung, nicht diejenige, welche dauernden Effect hat. Eine Blutung kann 1) durch die verminderte Propulsivkraft des Herzens, eine vorübergehende Herzlähmung (bei Ohnmachten) unterbrochen werden.

Ein blutendes Gefäss kann 2) von Aussen comprimirt werden. Das ist die im Uterus am häufigsten eintretende Blutstillung, die man nirgends besser als bei dem puerperalen sich zusammenziehenden Uterus beobachtet.

3) Können wir ein Cessiren der Blutungen durch einen Krampf der Gefässe beobachten. Auch dieser Vorgang wird öfters nach Durchtrennung von Arterien gesehen.

4) Tritt der Stillstand der Hämorrhagie dadurch ein, dass die innerste Gefässhaut sich von der Mittelhaut ablöst, einrollt und das Gefässlumen verschliesst oder verkleinert.

Bei allen diesen vier Arten von Blutstillungen bedarf es

keines weiteren Hülfsmittels. Aber beobachten wir den Vorgang weiter, so sehen wir, dass diesen leicht vorübergehenden Bluthemmnissen, auf dem Fusse Anstalten folgen, die aus dem temporären einen definitiven Verschluss machen. Dieser dauernde Verschluss wird durch nichts anderes, als durch den Thrombus, durch die Gerinnung bewirkt. Bekanntlich kann das Blut unter besonderen Bedingungen seine flüssige Consistenz mit einer festen vertauschen. Und diese Metamorphose benutzt die Natur, um am letzten Ende des offenen Gefässes eine feste Masse, gleichsam als einen Stöpsel einzuschalten.

Das Zustandekommen der Blutgerinnung ist von vielen Forschern beobachtet worden und wird meist so erklärt, dass man das blutende Gefäss als aus zwei Theilen bestehend betrachtet. Der eine, centrale Theil besteht aus dem anatomisch nicht veränderten Abschnitte, der letzte, meist sehr kleine, peripherische Theil jedoch hat keine Intima. Dieselbe ist von der Mittelhaut abgelöst und eingerollt. An diesem kleinen Endstücke kann nun das Blut leicht gerinnen, und nun setzt sich das Gerinnsel fort bis zu der nächsten Abzweigung. Unbegreiflich ist es hierbei, wie dieses ursprünglich so kleine Gerinnsel der kräftigen Blutwelle eine genügende Absperrung bereitet. Um dieses etwas räthselhafte Verhältniss einigermaassen aufzuklären, kann man folgendes Experiment zu Hülfe nehmen. Oeffnet man die Arterie eines Thieres, so wird aus derselben sich der Blutstrahl in hohem Bogen entleeren. Schiebt man in das offene Gefässlumen eine Glasröhre, ungefähr von dem Querschnitte des Gefässes ein, so wird das Blut in derselben einige Zeit hindurch isochron mit dem Pulsschlage gehoben und gesenkt. Nach einigen Minuten jedoch hört dies Spiel in der Röhre auf, die ganze Masse ist geronnen, und nimmt man die Röhre nach einigen ferneren Minuten ab, so ist auch die Arterie mit einem Gerinnsel erfüllt, welches einer weiteren Blutung hindernd entgegen tritt. Ist aber die Röhre keine glattwandige, grade emporsteigende, gleichmässig erweiterte, sondern eine, von sehr kleinem Durchmesser, vielfach gewunden, sich in mehrere Capillaren theilend, mit rauher Oberfläche, so kommt ein Stillstand der Blutung noch früher zu Stande. Dieser einfache Versuch deutet darauf hin, dass das Blut zu einem festen Gerinnsel um so schneller wird, je langsamer sein Ausfluss, je rauher die Wandungen, die es berührt sind, je unregelmässiger seine Richtung, je zerspaltener der Strahl ist, in den es getheilt wird, je starrer die Wände sind, an welche die zerspaltene Welle sich anlehnt. Alle diese Bedingungen, die die Glasröhre im Grossen bietet, scheint das Blutgerinnsel am untersten Abschnitte des von der Intima entblössten Gefässes ebenfalls zu erfüllen.

Betrachten wir einen frischen Blutstropfen, wie er eben aus dem Gefässe herauskommt, unter dem Mikroskop, so ist derselbe durchaus keine homogene, cohärente Masse, vielmehr ein Convolut von Canälen, unregelmässig verlaufenden Gängen. Oeffnet man am Peritoneum eines Frosches ein Gefäss, so kann man sehr gut in den ersten Secunden die Bildung von solchen Canälen beobachten, die allerdings bald erfüllt werden und dann eine mikroskopische Beobachtung nicht mehr zulassen. Ein günstiger Augenblick jedoch genügt um zu zeigen, dass das Gerinnsel ursprünglich viel offene Lücken zeigt, die man als Gefässnetz sui generis betrachten kann, und weil es der vitalen Eigenschaften des lebenden Gefässes entbehrt, als „anorganisches Capillarnetz“ bezeichnen könnte. Die zuerst ergossene Moleculen der Blutwelle, die durchaus nicht als vereinigter Strahl, sondern eher in vielen kleinen Strahlen, wie aus einer Brause das Gefäss verlassen, trocknen im Nu und sind gleichsam Leitungscanäle für das nachströmende Blut; dieses aber strömt durch das vorangegangene Gerinnsel hindurch in kleinerem und dadurch in schwächerem Strome, Der Strom verliert in Folge der Reibung, welche er an den Wänden des anorganischen Capillarnetzes erfährt an Geschwindigkeit und an Gewalt. Die nun in die starr gewordenen Wände nachströmenden Strahlen sind von geringerer Kraft und können durch Berührung mit der Wand wieder gerinnen. Die Gerinnsel haben an den vorher geronnenen, und nun starr gewordenen Wänden Leitungen, an die sie sich anlehnen, wie in dem voranbeschriebenen Versuche an der Glasröhre, und wie dort, kann die an einer günstigen Stelle gebildete Gerinnung sich fortpflanzen bis über die Stellen hinaus, die für die Gerinnung keine günstige Bedingungen liefern.

Lassen wir nun die vorangeschickte Darstellung als richtig gelten, so ist das Gerinnsel alsbald ein starrwandiges Capillarnetz, welches die erste Bedingung für eine weitere Gerinnung und deren Rückleitung nach dem Centrum hin abgiebt. Dasselbe aber geschieht auch mit dem Gerinnsel, welches vor dem Gefässlumen sich etablirt. Es giebt Gefässe, die bei Zerreissungen kein Einrollen der Intima zeigen. In solchen Fällen ist eine Rückleitung des Thrombus in das Gefässrohr auch nur so zu verstehen, dass sich, wie in dem ersten Falle am untersten Abschnitte des Gefässes, in diesem vor dem Ende desselben, ein anorganisches Capillarnetz von gleicher Eigenschaft etablirt, in welches das nachströmende Blut wie in einen Schwamm eindringt, und dessen feste Theile als Leitungscanäle nach rückwärts zum Centrum fungiren. Diese Betrachtungen geben uns therapeutische Winke, bei Blutungen alles das, was die Natur thut zu beschleunigen, eventuell zu verstärken und zu befestigen. Das erste Princip, die vorübergehende Adynamie des Herzens, wird man in den allerwenigsten Fällen hervorzurufeu den Muth haben. Die Brechmittel, die auch nur insoweit blutstillend wirken, als sie eine Herabsetzung der Herzkraft bedingen, sind gewiss heut zu Tage wenig gebräuchliche Haemostatica, und man hat alle Ursache bei Blutungen die Ohnmachten eher zu bekämpfen als zu fördern.

Die Muskelcontraction wird geweckt durch Reiben des Uterus, durch Kälte, durch innere Medicamente, unter welchen Secale cornutum obenan steht.

Durch dieselben Mittel wird auch der Krampf der Gefässe gefördert. Wie unsicher jedoch alle die angeführten Mittel sind, kann nur derjenige beurtheilen, der auf sie allein sich öfters verlassen musste.

Der Tampon und der Presschwamm können speciell im Uterus durch Contractionsanregung und durch mechanische Compression viel leisten. Absolut zuverlässig sind sie ebenfalls nicht. Vorübergehend stillen sie Blutungen, aber dauernd nur in wenigen Fällen (vergl. Pressschwamm). Die zuverlässigsten Mittel werden diejenigen sein, die in das Gefäss hineindringen und in demselben das Blut erstarren lassen.

Diese Eigenschaft besitzt eine Reihe von Medicamenten, die wir als Styptica bezeichnen müssen. Die allgemeinen Eigenschaften der local wirkenden Styptica sind 1) Verengerung des Gefässrohres. 2) Diffusion in das Gefäss hinein. 3) Verbindung der diffundirten Menge mit dem Inhalte des Gefässes zu einer consistenten Masse. Die accidentellen Eigenschaften eines Blutstillungsmittels, die gewissermaassen indirect die Blutung stillen sind 1) die Bildung eines Blutkuchens vor dem Gefässlumen, der die Bedingungen eines anorganischen Capillarnetzes am besten erfüllt. 2) Das Vernichten dünner, leicht berstender Gefässe. Die direct blutstillenden Mittel gehören zu den sogenannten Adstringentien. Schon der Name dieser Medicamentenreihe, bezeichnet die Eigenschaft, die ihnen inne wohnen soll. Sie haben die Fähigkeit organische Gewebe zusammenzudrücken. Dies thun die Mittel aber nicht auf die Weise, dass sie auf Kosten einer

Dimension die anderen verkleinern, sondern in Folge ihrer hygroskopischen Eigenschaft. Wird ein Muskel mit einem Adstringens behandelt, so schrumpft er in toto, jede seiner Dimensionen wird kleiner. Sein Gewebe verliert Wasser, und er klappt gewissermaassen zusammen. Ein Blutkörperchen wird in Eisenchlorid in jeder Dimension kleiner. Das Adstringens, welches die Gefässe am meisten verengt, wäre also das Beste. Es ist jedoch ausserordentlich schwer die Verkleinerung der Gefässe bei den Adstringentien wirklich zu bestimmen und danach eine Scala festzustellen. Da die meisten dieser Mittel nur in starken Concentrationen wirken, und diese wiederum die Durchsichtigkeit des Präparates stark beeinträchtigen, so ist es begreiflich, wie schwierig das Experimentiren nach dieser Richtung ist. Die wenigen Resultate[1]), die ich trotz vieler Versuche gewonnen habe, sind die, dass bei den meisten Mitteln ein constant verengernder Einfluss auf die Gefässe sich nicht nachweisen liess. Dasjenige Mittel jedoch, bei welchem dieser Einfluss sich am regelmässigsten bemerkbar machte, war das Eisenchlorid (Tinctura sesquichlorata). Dies Mittel lässt fast regelmässig eine Verkleinerung des Arteriendurchschnittes wahrnehmen, mag derselbe noch makroskopisch wahrnehmbar, oder nur mikroskopisch als solcher zu unterscheiden sein. Bei Venen ist die Verengerung nicht so deutlich sichtbar, da das Diffundiren in das Gefäss die Constriction desselben stark behindert. Bei ganz kleinen Gefässen, bei Capillaren, tritt auf Eisenchlorid, selbst in schwächerer Concentration, stets eine Querschnittveringerung ein.

Bei Tannin konnte ich nur an strotzenden Venen, und auch da nicht immer, Verengerungen sehen. Bei Alaun,

---

[1]) Diese, sowie die übrigen physiologischen und chemischen Versuche, sind auf der chemischen Abtheilung des pathologischen Institutes zu Berlin gemacht worden, und spreche ich dem Dirigenten dieser Abtheilung, Herrn Prof. Salkowsky, für manchen werthvollen Rath hiermit meinen Dank aus.

Argent. nitric., Plumb. acetic., Acid. pyrolignosum konnte ich, trotz vielfacher Versuche, nie die geringste Verengerung der Gefässe wahrnehmen. Mit anderen Mitteln habe ich nach dieser Richtung hin nicht experimentirt.

Die zweite für die Blutstillung so wichtige Eigenschaft, die der Diffusion in das Gefäss, tritt bei keinem Mittel so schnell ein, wie bei Eisenchlorid. Eine frei präparirte Vene eines Kaninchenohres wird zu einem soliden Strange, wenn man sie mit Eisenchlorid kräftig bepinselt. Bei den übrigen angeführten Mitteln, die ich nach dieser Richtung versucht habe, konnte eine auch nur annähernd so schnelle Wirkung nicht erzielt werden.

Auch bei Diffusionsversuchen durch Pergamentpapier, kann man die leicht diffundirende und gerinnungserregende Fähigkeit des Eisenchlorids feststellen.

Stellt man Diffusionsapparate auf, die einerseits defibrinirtes Blut, andererseits eins der angeführten Metallsalze halten, so ergiebt sich, dass, während nach einer halben Stunde die anderen Metallsalze eine kaum merkliche, sehr flockige Gerinnung liefern, das Eisenchlorid und das Argen. nitricum feste Gerinnsel geben. Das Gerinnsel durch Argentum angeregt ist bröcklig, das Eisenchloridgerinnsel lederartig, cohärent.

Das Eisenchlorid hat also in beiden Beziehungen Vortheile vor den anderen Metallsalzen. Es adstringirt am besten, es diffundirt in die Venen am schnellsten. In die Arterien diffundirt es auch, aber hier verhindert die Adstrinction des Gefässes, sowie die Diffusion in die dicken Gefässscheiden ein directes Eindringen der Flüssigkeit in's Rohr. Vielmehr haben die Arterien abgesehen davon, dass sie enger werden, ein Phänomen, das man als Starrwandigkeit zu deuten geneigt ist. Die Gefässscheiden treten mit seltener Deutlichkeit hervor, und an der Intima sieht man an den Wandungen ab und zu angehäufte Blutkörperchen, während das übrige Rohr leer zu sein scheint. Während also das Eisenchlorid bei den Arterien hauptsächlich als Adstringens wirkt, entfaltet es bei den Venen seine diffundirende Eigenschaft in erster Linie.

Die Gerinnnng des Blutes, die beim Diffusionsversuche durch Pergamentpapier mit Argent. schnell eintritt, bleibt beim Versuche mit der lebenden Gefässhaut aus.

Das Eisenchlorid hat aber noch eine fernere Eigenschaft, welche es zu einem guten Stypticum macht. Schon die kleinsten Mengen Eisenchloridlösung bilden mit ergossenem Blute eine sehr bröcklige, käsige Masse. Die Gerinnsel, die man durch Diffusion erhält, sind ganz andere als die, welche durch directes Mengen des Salzes mit Blut gewonnen werden. Das Eisenchlorid direct gemengt mit Blut giebt ein bröckliges Gerinnsel, durch Diffusion ein lederartiges.

Nun haben wir nachzuweisen gesucht, dass je bröckliger (d. h. rauhwandiger etc.) das anorganische Netz ist, welches sich von dem Ostium des Gefässes etablirt, desto mehr Chancen für eine Rückleitung in das Gefäss stattfindet; und empfiehlt es sich somit, falls man einen Gerinnungserreger wählt, ebenfalls das Eisenchlorid oder das Tannin in Pulverform hierzu zu wählen. (Denn auch Tanninpulver bildet ein sehr bröckliges Gerinnsel mit dem Blute.)

Betrachten wir die Blutungen der Gebärmutter, so bietet sich uns hierbei Gelegenheit, das Eisenchlorid nach seinen drei Richtungen hin auszunutzen. Es ist bei arteriellen Blutungen, wegen seines deutlich adstringirenden, gefässverengenden Einflusses zu verwenden, bei venösen Blutungen, vermöge seiner Diffusionsfähigkeit, aber nur dann, wenn die Vene eine Strecke an der Oberfläche verläuft. Bei Gefässen jedoch, die nur mit dem Ostium an die Oberfläche treten, ist es des besonders günstigen Gerinnsels wegen, welches es mit dem Blute eingeht, von Werth. Doch würden wir in letzterem Falle von Medicamenten überhaupt abzusehen rathen und lieber einen Tampon wählen, der ein bereits fertiges anorganisches Capillarnetz darstellt, ausserdem sich an das blutende Ostium fest andrücken lässt. Wir dürfen nach dieser Empfehlung es nicht versäumen, ganz besonders auf die Gefahr des Liquor ferr. aufmerksam zu machen. Die plötzlich eingetretenen Todesfälle auf dies Mittel sind nur nach seiner unmittelbaren Anwendung nach Entbindungen oder bei directer Einspritzung in das Blut beobachtet. Es bedarf des Eintrittes nur eines Tropfens in das venöse System, um bei einem Kaninchen sofortigen Tod zu bewirken. Bei solchen Thieren sieht man eine Erfüllung sämmtlicher Lungenvenen mit Eisenchloridblutgerinnsel. Oder, wenn die Injection in eine Vene der oberen Theile gemacht wird, eine Gerinnung bis in das rechte Herz hinein, welches von charakteristischen Coagulis gefüllt ist. Der Tod tritt durch Erstickung oder Herzverstopfung ein. Aus der grossen Bröckligkeit des Gerinnsels lässt diese Todesart sich leicht erklären. Es ist daher ein sehr verwegener Eingriff, unmittelbar nach der Entbindung in den Uterus eine solche Einspritzung zu machen. Wie leicht kann eine der grossen offenen Venen ein so leicht bröckliches Gerinnsel aspiriren; und in der That, die Todesfälle sind bei solchen Gelegenheiten keine Seltenheit.

Breit in Tübingen[1]) machte bei einer frisch Entbundenen, wegen profuser Hämorrhagien Einspritzung von Liqu. ferr. und hatte sofortigen Tod.

Norris[2]) hat 11 Mal nach Entbindungen Eisenchlorid eingespritzt. In 2 Fällen starben Patentinnen.

Heywood Smith[3]) hat ebenfalls sofortigen Tod nach Injection mit Eisenchlorid erlebt, in einem Falle, in welchem er dasselbe unmittelbar nach der Entbindung in den Uterus injicirte.

---

1) Vers. Deutsch. Naturforscher u. Aerzte in Tübingen 1853.

2) Brit. medic. Journ. Apr. 10. 1869.

3) Transaction of the abstetr. soceety. of London, Vol. XV. 1874.

Ganz anders ist die Wirkung bei Blutungen, welche längere Zeit nach der Entbindung auftreten oder ausserhalb des Puerperiums. Die Todesfälle, die hier folgen, haben ganz andere Momente als die, die man gewöhnlich annimmt, verschuldet. Das Eisenchlorid ist nicht etwa wegen seines starken Säuregehaltes tödtlich, wie G. Braun[1]) es annimmt, denn selbst starke Säuren brauchen nicht tödtlich zu wirken; noch ist es durch seinen starken Reiz gefährlich, vielmehr in Folge seines Eintrittes in eine offene Vene, in welcher es ein bröckliges, sich leicht zertheilendes Gerinnsel bildet. Handeln wir nach richtigen Indicationen, so wird uns das Mittel, das werthvollste der Intrauterinmedication gewiss nicht im Stiche lassen. Die wichtigste Contraindication ist die unmittelbar vorangegangene Entbindung. Doch ist das Eisenchlorid einestheils bei gewissen Blutungen ein unschätzbares Stypticum, so erwarte man in anderen Fällen von demselben nicht zu viel. Durchtrennt man eine Vene oder Arterie quer und sucht die blutende Stelle direct durch Betupfen zu verschliessen, so gelingt dies nie. Solche Fälle von Blutungen also, wo weder Diffusion in das Gefäss, noch Adstrinction desselben zu erreichen ist, eignen sich nicht für die Eisenchloridbehandlung; hier ist Pressschwamm oder Tamponade indicirt.

Folgende Krankengeschichte möge dies Verhältniss illustriren.

Krankengeschichte.

Carcinom des Uterus. Blutungen aus dem Innern und der Portio. Eisenchlorid stillt die erstere. Gegen letztere ist Eisenchlorid ohne Wirkung.

Im Juli vorigen Jahres kam zu mir eine Frau von 48 Jahren von schwächlichem Aussehen. Ihre Klagen bezogen sich auf profuse, heftige aperiodische Blutungen. Die Unter-

[1]) Wien. medic. Wochenschr. XVII. 56 u. 57. 1867.

suchung ergab eine Portio, die vollkommen scirrhös war. Das Blut entströmte den Poren der Portio, wie einem Schwamme, und das Innere der Gebärmutter war offen, und auch von hier ergoss sich Blut. Ich machte in das Cavum des vergrösserten, nicht empfindlichen Uterus eine Injection von Eisenchlorid. Die Blutung aus dem Innern war sofort gestillt. Die Blutung der Lippen konnte, trotz mehrfachen Bepinselns mit concentrirter Tinctura, nicht gestillt werden. Erst ein Tampon, welcher kräftig gegen die Portio angedrückt wurde, stillte hier die Hämorrhagie. Dieselbe kehrte aus dem Rande mehrfach wieder, so dass die Tamponade öfters wiederholt werden musste. Jedesmal versuchte ich vorher, durch Bestreichen von Liquor, der Blutung Herr zu werden, jedes Mal mit negativem Erfolge. Ich schlug der Patientin eine Amputation der Portio vor. Darauf hin entschwand sie aus meiner Behandlung. Vor einigen Wochen kam sie wieder zur Kur. Der Krebs hat Fortschritte gemacht. Die Portio ist völlig weggefressen, der Uterus steht weit offen. Der Grund ist hart und schmerzhaft, die Vagina mit Knoten durchsetzt. Es war hier, als ich vor einigen Tagen bei ihr war, nicht nöthig, in den Uterus einzuspritzen. Eine einfache Injection von Eisenchlorid per vaginam hat die Hämorrhagien sistirt.

Ich halte es für überflüssig, Krankengeschichten über die ausgezeichnete, reactionslose Wirkung des Eisenchlorids im Uterus, beizubringen. Dergleichen Krankengeschichten sind von mir bereits veröffentlicht, und täglich werden neue, von anderen Beobachtern geliefert. Ich selbst habe oft Gelegenheit, die Zuverlässigkeit des Eisenchlorids gegen Gebärmutterblutungen zu erproben, und wird Jeder, der nur einmal das Mittel zu prüfen Gelegenheit hatte, mit mir übereinstimmen, dass in Bezug auf Ungefährlichkeit, leichte Handlichkeit, Sicherheit kein zweites Mittel zu finden ist.

So klar mir die hämostatische Wirkung des Eisenchlorids ist, so unklar ist dieselbe bei vielen anderen Mitteln geblieben. Die Caustica allerdings sind bei Fungositäten, die man mit dem Auge übersehen kann, zuverlässig. Sie vernichten leicht blutende, kleine Gefässe. Ebenso leicht aber arrodiren sie ein grosses, gesundes Gefäss und sind insofern ein zweischneidiges Schwert.

Ueber die Wirkung von Jod, als Haemostaticum kann ich mir absolut keine Vorstellung machen. Wären nicht ausgezeichnete Beobachter, die das Mittel nach dieser Hinsicht rühmen, ich würde an seiner Zuverlässigkeit starken Zweifel haben. Sein Einfluss als Blutstillungsmittel kann nur in einer mittelst des Nervensystems angeregten Contraction liegen. Ob diese experimentell constatirt ist, weiss ich nicht. Das aber weiss ich, dass mich das Jod ebenso sehr in der Praxis, als auch beim Experimente, was seine hämostatische Wirkung anbetrifft, vollkommen im Stiche gelassen hat. Gradezu unbegreiflich ist mir das Renommé des Terpentinöls. Eine Autorität, wie Billroth hat dies vielfach verlassene Mittel wieder in Aufschwung gebracht. In die Gebärmutterchirurgie hat es keinen besonderen Eingang gefunden. Mir genügt es, dass ich, so oft ich damit eine Blutung zu stillen versucht habe, stets mein Ziel nicht erreichte.

Unter den Nachtheilen, welche das Eisenchlorid haben soll, wird ganz besonders auch der hervorgehoben, dass es ein Aetzmittel ist. Hier ist der Ort, wo wir unsere Ansicht über Aetzmittel darlegen müssen. Auch wir halten das Einspritzen von Aetzmitteln für einen nicht unbedenklichen Eingriff. Bei der Chromsäure, beim Aetzkali gaben wir den Rath, nur so viel davon anzuwenden, wie man unumgänglich nöthig hat, und nur da, wo man die Wirkung übersehen kann.

Aber es müssen eben Aetzmittel sein, die so vorsichtig gehandhabt werden dürfen. Wieviele von den sogenannten Aetzmitteln jedoch verdienen diesen Namen.

Der Name schon der sogenannten Caustica bezeichnet eine Function, die dem Verbrennen analog ist. Berühren wir einen Körper, gleichviel ob er organischer oder anorganischer Natur ist, mit einem wirklichen Aetzmittel, so muss der der Aetzung ausgesetzte Körper an Volum oder an Gewicht verlieren. Ein Stück Eisen wird geätzt, wenn wir es in Schwefelsäure tauchen; d. h. ein Theil des eingetauchten Eisenstückes wird gelöst. Wird eine organische Substanz geätzt, so muss sie ebenfalls ganz oder theilweise zerstört werden. Wirft man einen Froschschenkel in Chromsäure, so ist er bereits nach $^1/_4$ Stunde auf die Hälfte seines Volumens vermindert; nach einer $^1/_2$ Stunde ist er völlig aufgelöst. Wirft man ihn in Salpetersäure, so ist er nach einer $^1/_2$ Stunde ein Stückchen vertrockneter Kohle.

Was geschieht aber mit dem Froschmuskel, wenn wir ihn in Argentum nitricum, in Eisenchlorid, in Alaun, in Tannin werfen; nichts von alledem. Er ist vertrocknet, hat seinen Wassergehalt abgegeben, er ist geschrumpft. Von der Muskelsubstanz hat er nichts eingebüsst. Genau so wie dem todten, verhält sich das Aetzmittel dem lebenden organischen Gewebe gegenüber, es wirkt direct verbrennend. Es ist gleichgiltig, ob ich die sengende Flamme an einen lebenden oder todten organischen Theil halte, bei beiden tritt Vernichtung ein. Die aufgeführten Salze jedoch wirken auf lebende Gewebe anders als auf todte. Sie verbinden sich mit den Flüssigkeiten der organischen Gewebe zu Albuminaten; und diese Albuminate können als fremde Körper auf die Stoffcirculation einen mechanischen Druck ausüben, sie können kleine Gefässe comprimiren, sie können andere Saft führende Canäle zusammendrücken, so dass in ihnen jede vitale Action sistirt wird, dass sie durch Druck brandig werden und als fremde Bestandtheile dem Körper anhaften. Weil aber der Schlusseffect derselbe, sind die Mittel doch in ihrer Wirkung sehr verschieden. Das Causticum wirkt unter allen Umständen verheerend, das Adstringens nur unter gewissen Umständen. Sagt man also z. B. vom Höllenstein, er sei ein Causticum, welches in geringen Dosen adstringirend wirkt, so ist das mindestens unlogisch. Vielmehr ist das Argentum stets ein Adstringens, welches aber durch mechanischen Druck zuweilen den Endeffect eines Causticums hat. Ebenso wenig aber wie eine Binde, die zu straff um den Schenkel angezogen, den Brand einer Zehe bewirkt, darum ein Causticum genannt werden kann, ebenso wenig darf dieser Name den vielen adstringirenden Mitteln zuertheilt werden. Und so darf das Eisenchlorid nie für ein Aetzmittel gelten. Es genüge das eine Experiment, dass es auf die Conjunctiva gebracht, auch nicht den mindesten, ätzenden Effect äussert.

Wir werden weiter sehen, dass die Gefahr die Eisenchlorids eben in seiner hohen adstringirenden, nie aber in seiner ätzenden Eigenschaft liegt.

Wir schliessen das Capitel über die Blutungen damit, dass wir noch eine Gesammtübersicht unserer Betrachtungen einfügen, welche folgendermaassen ausfällt.

Bei allen Gebärmutterblutungen, die nicht unmittelbare Folgen von Geburten sind, ist das Eisenchlorid zuerst zu versuchen. Wenn dasselbe die Blutung nicht stillt, so ist jedes andere Medicament ebenso unzuverlässig, denn dann haben wir es mit aus der Tiefe emporsteigenden Gefässen zu thun, von denen nur das Ostium an die Oberfläche kommt. Hier säume man nicht lange und greife zum Pressschwamm oder zum Tampon. Das Eisenchlorid ist kein Aetzmittel, ein Ueberschuss desselben kann höchstens vorübergehende Oedeme der Scheide, niemals Aetzschorfe bedingen.

Das Eisenchlorid kann vermöge seiner diffundirenden und

austrocknenden Eigenschaft Telangieectasien leicht zu soliden Strängen machen und bewirkt auf Umwegen dasselbe, was Aetzmittel direct erreichen, nämlich Zerstörung der zu Blutungen neigenden Gebilde. Dem Aetzmittel ist bei solchen Blutungen der Vorzug zu geben, wenn der Locus affectionis klein und übersehbar ist, sonst wähle man den sicher und gefahrloser zum Ziele führenden Umweg.

Mit den Blutungen ist die Wichtigkeit des Eisenchlorids für die intrauterine Behandlung nicht erschöpft, und werden wir dasselbe noch einmal besprechen bei dem Capitel von den intrauterinen

B. Catarrhen.

Eine richtige locale Therapie erfordert eine richtige Kenntniss der anatomischen Veränderungen eines kranken Theiles. Bei den Blutungen der Gebärmutter ist die Kenntniss der Ursachen derselben leicht verständlich, darum ist hier die Therapie so zuverlässig, ihre Resultate so glänzend. Ganz anders liegen die Bedingungen des Catarrhs. Schon die ersten und elementarsten Dinge bleiben bei dem Catarrhe unbeantwortet und unerledigt. Welche Theile der Schleimhaut betheiligen sich hauptsächlich beim Catarrh. Sind es die Schleimdrüsen, ist es das Schleimepithel, oder sind beide Bestandtheile gleichmässig erkrankt? Die zweite Frage ist die nach der Secretionsmenge. Wie viel Schleimflüssigkeit darf ein bestimmter Abschnitt einer Schleimhaut secerniren, ohne catarrhalisch zu sein, und bei welchen Mengen beginnt der Begriff des Catarrhs? Ferner, ist die Secretion der gesunden Schleimhaut an allen Körperstellen, zu allen Zeiten dieselbe, oder würde z. B. die Uterusschleimhaut, falls sie eben so viel Secret lieferte, wie ein gleich grosses Stück Schleimhaut des Darmes „catarrhalisch krank“ heissen müssen? Auch die mikroskopische Untersuchung des Secrets kann den Begriff und die

Grenzen des Catarrhs nicht feststellen. Im normalsten Schleimhautsecrete finden sich Einzelnproducte, die ebenso im kranken Schleime vorkommen und nur die Menge des einen oder des anderen morphotischen Elementes soll für die Diagnose bestimmend sein. Hätte man aber in der Absonderungsmenge und Form in der That ein Maass über Catarrhe in der Hand, so muss man nicht vergessen, dass hier nur die Endproducte eines sehr complicirten Processes vorliegen. Die Zwischenstufen von der ersten Einwirkung der catarrhalischen Ursache bis zum Endacte der Hypersecretion entziehen sich jeder Beobachtung. Die constanten Begleiterscheinungen eines Catarrhs können eben so sehr Folgen des catarrhalischen Giftes sein, als deren Ursache, denn wenn es einestheils ziemlich feststeht, dass eine übermässige Schwellung der Venen schliesslich eine Transsudation von Wasser etc. bewirkt, so ist anderntheils ebenso wahrscheinlich, dass die abnorme Absonderungsflüssigkeit, als Reiz auf die Capillaren wirkt, der zu schliesslicher Lähmung und Ectasie führt.

Sind wir, was die localen Veränderungen der Schleimhaut anbetrifft, so sehr im Ungewissen, was diese einfachsten, elementarsten Fragen betrifft, so steigt die Unzuverlässigkeit bei jedem folgenden Schritte. Es tritt uns vor allen Dingen mit Frage in den Weg, nach dem Unterschiede zwischen virulentem und nicht virulentem Catarrh. Der klinische Verlauf beider Catarrhe ist ein grundverschiedener, ebenso ist der eine sicher contagiös, der andere nicht contagiös; aber wie sich das Contagium der Schleimhaut mittheilt, ob es nur eine locale Reizung abgiebt oder auf dem Wege der Circulation aufgenommen wird, ist durchaus nicht festgestellt. Andererseits haben wir es mit den Folgen des Contagiums noch lange zu thun, selbst wenn die Ursache bereits vernichtet ist, wenn der übertragbare Stoff bereits zu Grunde gegangen ist.

Eine Urethritis kann von einem virulenten Harnröhrentripper nie auf anatomischem Wege unterschieden werden, nichts als der klinische Verlauf und das Ansteckungsexperiment kann beide Krankheiten differenciren. Aber noch weiteren pathologischen Räthseln begegnen wir beim Catarrhe. Das ist das Kriterium zwischen chronischen und acutem Catarrh. Die Grenze zwischen chronischen und acuten Krankheiten zu ziehen liegt ausserhalb meiner Aufgabe. Es ist von vielen Aerzten der Versuch einer solchen Erklärung gemacht worden und hat zu keinem genügenden Resultate geführt. Die meisten suchen den Unterschied in der Zeit. Die acute Krankheit hat einen stürmischen, raschen Verlauf, die chronische einen langsamen, mehr gehemmten. Bei der Lehre vom Catarrh müssen wir zwei verschiedene Arten des acuten auseinander halten. Erstens ist ein Catarrh acut, wenn seine Ursache sofort die ganze Gruppe der Erscheinungen hintereinander weckt und dann bald schwindet. Zweitens jedoch kann jeder chronische Catarrh einen acuten Act durchmachen, d. h. die gewöhnlichen Symptome des chronischen Catarrhs werden durch die eines stürmischen Zwischenactes verdrängt und machen den acuten Symptomen Platz. Dieselbe Erscheinung, wie beim Catarrh, haben wir auch bei anderen chronischen Krankheiten, so bei der Syphilis und bei der Phthisis. Während jedoch die Exacerbation bei diesen letzteren sich schwer erklären lässt, ist eine Deutung der stürmischen Erscheinungen beim Catarrh doch leichter zu gewinnen.

Betrachten wir die groben Symptome eines chronischen Catarrhs, so liegt hier ein Localprocess vor, dessen Haupteigenthümlichkeit in einer verstärkten Absonderung zu suchen ist. Welche Bestandtheile das Secret enthält, ist weder chemisch noch morphologisch sicher festgestellt, doch deuten mikroskopische Untersuchungen darauf hin, dass dies Secret ein dem Eiter sehr analoges Fluidum ist. Tritt nun ein neuer Reiz zu der hypersecretischen Schleimhaut, so wird derselbe jedenfalls eine neue Schwellung bedingen. Dieselbe kann so hochgradig werden, dass sie den gesteigerten Secretmassen den Ausgang versperrt. Was geschieht dann mit denselben? Sie werden von den Gefässen wieder resorbirt, oder diejenigen Bestandtheile, die sonst eliminirt zu werden pflegen, werden zurückgehalten. Diese Bestandtheile jedoch beginnen als pyrogene Stoffe zu wirken. Sie verhalten sich genau so, wie der am Abfluss verhinderte Eiter. Wenn also meines Wissens eine directe Injection catarrhalischen Secrets noch nicht gemacht worden ist, so spricht doch die klinische Erscheinung genügend für die Analogie zwischen zurückgehaltenem Schleim und Eiter. Der Abflussbehinderung, wenn dieselbe genügend lange Zeit andauert (nur wenige Stunden), folgt das Fieber. Schwillt die Schleimhaut genügend ab, und tritt die Secretion ein, so ist das Fieber und damit das acute Stadium gewichen. Weder die Masse des Secrets noch seine Beimischungen verändern das Bild des chronischen Catarrhs, vielmehr die Unterdrückung der Secretion macht aus dem chronischen Catarrh einen acuten. Wir begegnen daher selten einem fieberhaften Stadium bei chronischen Catarrhen weiter oder flächenartig angeordneter Schleimhäute, hingegen leicht bei schmalen, engen Canälen. Ich habe viele Hunderte von Brechdurchfällen behandelt, und selten war in denselben Fieber aufgetreten. Wo dasselbe vorhanden war, da trat zu dem Catarrh etwas hinzu. Eine jede Bronchitis hört auf fieberhaft zu sein, wenn Expectoration beginnt. BeiBlasencatarrhen wird nie, bei normalem Abfluss des Inhaltes, Fieber entstehen. Eine reine Conjunctivitis ist nie von Fiebern gefolgt. Wenn beim Tripper Fieber eintritt, so ist demselben gewiss eine gewaltsame Unterdrückung des Secrets vorangegangen, und beim Nasencatarrh ist der Stockschnupfen sehr oft, der Schnupfen mit freiem Abfluss nie mit Fiebern complicirt. Dies alles stimmt auch mit der Thatsache zusammen, dass eine medicamentöse oder natürliche

Unterdrückung der Uterussecretion oft vom Fieber gefolgt ist, falls die Unterdrückung längere Zeit anhält.

Wenn uns aber auch diese Hypothese, welche des Beweises noch sehr entbehrt, einige Anhaltepunkte für das Verständniss der beiden Arten von Catarrh giebt, so entbehren sie doch eines präcis unterscheidenden, anatomischen Merkmals, eines characteristischen Unterscheidungszeichens, welches eine Verwechslung beider unmöglich macht. Die Schleimhaut und das Secret derselben werden in ihren Einzelelementen nicht viel anders, möge der Catarrh chronisch oder acut, frisch oder veraltet sein. Alles, was hierbei sich ändert, liegt ausserhalb der kranken Schleimhaut. Dass schliesslich ein chronischer Catarrh zu Degenerationen führt, die der acute Catarrh im Allgemeinen nicht anrichtet, ändert an der Sache nichts. Degenerirt die Schleimhaut, so hat sie eben aufgehört Schleimhaut zu sein, von einem Catarrh kann man dann nicht mehr reden. So lange derselbe aber besteht, ist er von dem acuten in seinen anatomischen Grundlagen nicht genau zu unterscheiden.

Diese vorangeschickten Betrachtungen führen mit Nothwendigkeit dazu, dass eine streng nach Indicationen ausgeführte Localtherapie des Catarrhs nicht existiren kann.

Gegenüber der anatomischen Unsicherheit ist das klinische Bild eines Catarrhs ein ziemlich prägnantes. Aber wie alle Therapie, die auf den klinischen Eindruck allein basirt ist, wenig Erfolge hat, wie unsere ganze Behandlungsweise desto vollkommener wird, je sicherer wir die krankhaften Stellen treffen können, so ist andererseits die Therapie der einzelnen Krankheiten eine desto unsicherere, je weniger wir dem Orte, den wir als Quelle des Leidens anerkennen, beikommen können. Es ist klar, dass wir bei einer Krankheit, die an und für sich local lästig ist, ausserdem immer Gelegenheit zu einer allgemeinen Erkrankung geben kann, darauf ausgehen müssen, das Gift, die Krankheitsursache abzufassen, noch bevor sie ihre Reaction auf den Gesammtkörper äussert. Aus diesem Grunde ist die Localtherapie gegen catarrhalische Affectionen von jeher in ausgiebiger Weise geübt worden. Es war und ist Sitte, bei jedem Tripper, bei jedem Fluor, bei jedem Catarrh der Schleimhaut, der man beikommen kann, z. B. der Conjunctiva Aetzungen etc. auszuführen. Es wäre in der That falsch, wenn man diese Therapie verwerfen wollte, doch muss man leider gestehen, dass ihre Erfolge nicht zu den glänzendsten gehören. Und hier tritt uns der Unterschied zwischen zwei Arten von Schleimhäuten scharf entgegen. Die locale Therapie leistet überraschend schnelle Erfolge und ist gefahrlos bei weiten, ausgebreiteten Schleimhäuten; sie leistet sehr wenig und ist ohnedies nicht ohne Gefahr bei engen, mit Schleimhäuten überkleideten Canälen. Dieser Satz gilt ganz im Allgemeinen, ohne Unterschied, ob der Catarrh virulent oder nicht virulent, ob er acut oder chronisch ist. Welcher Arzt kennt nicht den raschen Erfolg einer Höllensteinanwendung bei Conjunctivitis neonatorum, im Gegensatz zu dem sehr langsamen Verlaufe des Thränenkanalcatarrhs. Wie rasch heilt die Vaginitis catarrhalis, wie langsam der Catarrh des Uterus, wie langsam eine Gonorrhoe der Urethra, wie rasch im Allgemeinen ein Darmcatarrh. Wie rasch verläuft der Catarrh der Tracheae, welch' verschleppten Verlauf hat eine Bronchitis der kleineren Bronchii. Es ist natürlich, dass gewisse Gifte allerdings einer selbst weiten Schleimhaut anhaften und sich schwer entfernen lassen, wie z. B. das diphtheritische, das dysenterische Gift; aber auch hier tritt stets ein rascherer Verlauf in weiten Canälen auf, ein verlangsamter in engen.

Hat also der Uteruscanal bei jedem Catarrh wenig Chancen eines günstigen Verlaufes, so kommt noch der specielle constante Reiz hinzu, welchem dies Organ mehr wie jedes andere ausgesetzt ist. Der menstruelle Reiz, der Reiz durch den Coitus etc. sind alles Momente, die der Therapie entgegen wirken.

Wir werden den Uteruscatarrh in Bezug auf seine locale Therapie nicht nach den einzelnen Uterusabschnitten behandeln, vielmehr nach seiner Aetiologie und seinem klinischen Charakter.

Ein acuter Catarrh des Uterus ist nach übereinstimmendem Urtheile vieler Gynäkologen ein seltenes Vorkommniss [1]). Seine Zeichen sind: Schwellung, grosse Empfindlickeit und Fieber. Bei einem solchen Catarrhe ist jede intrauterine Behandlung ein gefährlicher und unnützer Eingriff. Er läuft ohnedies rasch ab. Einige Tage Bettruhe, Abführmittel, allenfalls Eisumschläge oder Blutentziehungen werden die Lösung beschleunigen, und mit dem Austritt des Secrets schwinden die stürmischen Erscheinungen.

Der chronische Catarrh ist ebenso oft Folge als Ursache des acuten Catarrhs, er ist das Hauptmaterial eines jeden Gynäkologen, und eine unendliche Quelle von Beschwerden für Patienten. Wie traurig ist es gestehen zu müssen, dass die mannigfaltigsten Mittel, die ich gegen denselben local angewandt, von wenig Erfolg gekrönt waren. Aber ist der Erfolg auch gering, so ist man doch wenigstens verpflichtet, nicht zu schaden, und gegen diesen Hauptgrundsatz der Therapie wird oft gesündigt.

Vor allen Dingen möchte ich vor Aetzungen der Schleimhaut mit allen Säuren oder Aetzkali auf's Eindringlichste warnen. Hier geht man von der Ansicht aus, als könnte man den chronischen Catarrh in einen acuten verwandeln und dieser gebe eine bessere Prognose. Der Satz ist nur in seiner ersten Hälfte wahr. Nichts leichter, als durch Aetzungen

[1]) Busch (Von den Geschlkht. d. Weibes. Leipz. 39—44) spricht sich in dieser Weise aus.

einen chronischen Catarrh in einen acuten zu verwandeln. Aber wie selten geht der acute Catarrh des Uterus in Genesung über? Wir schieben in den langsamen Verlauf des chronischen Catarrhs einen acut verlaufenden Act ein, und nachdem die Patientin alle Gefahren und Schmerzen eines solchen glücklich überwunden, tritt der chronische Catarrh ebenso sicher und profus ein, wie er vorher war. Die einzige Indication für das Einführen der Aetzmittel in den catarrhalischen Uterus sind catarrhalische Geschwüre. Kann man dieselben wirklich diagnosticiren, so ist eine begrenzte Aetzung gewiss gestattet, dann aber hüte man sich mehr zu ätzen, als wirklich geätzt werden muss. Nach unseren persönlichen Erfahrungen eignen sich callöse Geschwüre ganz besonders für Chromsäure. Freilich hatten wir nie diese Säure anders als in Tropfen aufgetragen und nie an eine Stelle, die nicht sichtbar war.

Unsere ganze Therapie, möge sie intrauterin oder extrauterin sein, muss beim Catarrh eine symptomatische bleiben. Der Gelegenheiten zum Catarrhe giebt es im Uterus so viele, dass das Vermeiden derselben so gut wie das Streichen des ganzen Geschlechtslebens des Weibes heisst. Dabei giebt es Frauen, die eine ganz besondere Irritabilität der Uterinschleimhaut besitzen. Diese abnorme Irritabilität ist nicht nur ein Attribut der Uterusschleimhaut. Ich kenne auch Männer, die nach jedem Coïtus eine Blennorrhoë erwerben, und ebenso Frauen, welche nach Monate langer Behandlung schliesslich geheilt entlassen worden sind und auf die geringste Schädlichkeit hin (Coïtus, Auftreten auf kalten Fussboden mit nackten Füssen etc.) ein Recidiv acquiriren. Hierbei nehmen die virulenten Catarrhe (auf syphilitischer oder gonorrhoischer Grundlage) besonderes Interesse in Anspruch.

Ein virulenter Catarrh ist nur dann festgestellt, wenn er selbst weiter impfbar ist. Dass der Catarrh einer virulenten

Quelle entstammt, ist nicht maassgebend. Ein Catarrh kann durch Impfen eines Giftes entstanden sein. Das Gift ist bereits vernichtet und der Catarrh besteht weiter. Bei der männlichen Urethra, bei der Conjunctiva, ja an der Vagina, kann allenfalls aus der Masse des Secretes und dem schnellen Nachlass desselben auf geeignete Mittel ein Virus erschlossen werden. Im Uterus giebt es diese Unterschiede nicht. Ich habe oft, durch Schmierkuren Catarrhe des Uterus gelindert, aber eben so oft waren diese auf den Catarrh ohne jeden Einfluss, trotz sicherer Zeichen der allgemeinen Syphilis am übrigen Körper. Die anderen Symptome der Syphilis besserten sich und schwanden, der Catarrh wurde eben so oft schlimmer als besser. Diese Betrachtungen mögen genügen, um uns zu überzeugen, dass man weder prophylactisch noch der Indicatio causalis genügen kann. Anders ist es symptomatisch. Der Schmerz ist eine nicht häufige, aber öfters beobachtete Begleiterscheinung. Hier ist die erste Bedingung Ruhe im Bette und Abführmittel. Meist wird man, falls der Schmerz nicht allzugross ist, denselben nur bei Menstruationen beobachten, und eine Stenose des Uterus oder eine Lage-Anomalie wird denselben veranlassen. Wir werden mit der Sonde oder mit dem Pressschwamm paliativ viel zu seiner Vermeidung thun können. Eine zweite Beschwerde des chronischen Catarrhs ist der manchmal ungeheuer profuse Schleimverlust. Ein solcher Verlust schwächt ähnlich wie ein Blutverlust, und wird derselbe durch allerhand Adstringentien gewiss gelindert. Ich habe auch hiergegen nie ein zuverlässigeres Mittel gefunden, als Eisenchlorid in grosser Verdünnung. Man kann zwar dreist mit der Tinctur. ferr. sesquichl. eine Injection wagen, aber hierzu muss der Uterus weit und offen sein. Bei Beobachtung dieser Grundregel wird man nie unangenehme oder gar gefährliche Folgen danach beobachten, wohl aber eine wochenlange Verminderung der

Uterus-Blenorrhoe. Von den übrigen gegen die Blenorrhoea uteri angewandten Mitteln, kann keins mit derselben Zuversicht von mir empfohlen werden. Hier möchte ich hervorheben, dass die beliebten Quecksilberpräparate gegen angeblich syphilitische Metritiden, soweit sie zu den starken Aetzmitteln gehören, durchaus gefährlicher Natur sind. Will man gegen die Syphilis vorgehen, dann muss man allgemeine Curen anwenden. In den Uterus dürfen nie starke Aetzmittel eingebracht werden, und die ätzenden Quecksilberpräparate wirken nicht als Antisyphilitica, vielmehr als Cauterien. Sehr gut ist es neben den intrauterinen Injectionen, Irrigationen der Vagina vorzunehmen. Dieselben sollen mit lauwarmem Wasser, mit Carbolsäurezusatz ausgeführt werden. Ruhe, geregelte Diät, häufige Bäder mit oder ohne mineralischen Zusatz, werden oft fördernd wirken.

Unsere Meinung in Bezug auf intrauterine Behandlung der Uteruscatarrhe ist somit folgende.

Gegen den acuten Catarrh giebt es keine intrauterine Behandlung. Gegen chronischen Catarrh keine Radicalmittel, möge er auf infectiöser Basis beruhen, oder aus anderen Ursachen entstanden sein, wohl aber lindert die Injection in den Uterus von adstringirenden Mitteln zuweilen starke Ausflüsse. Doch dürfen diese nie so gemacht werden, dass der Ausfluss gänzlich unterdrückt wird. Die dritte Klasse von pathologischen Prozessen, gegen welche die intrauterinen Injectionen am Platze sind, gehört den Neubildungen an.

Ein Definition des Ausdruckes

C. Neubildungen

zu geben, halten wir für überflüssig. Es muss aber hervorgehoben werden, dass wir dies Wort nicht nur für Heteroplasien angewandt wissen wollen. Klinisch ist jede Homoplasie, wenn sie anfängt störenden Einfluss auszuüben, eine

Neubildung, gegen welche therapeutisch vorgegangen werden muss. Die Neubildungen des Uterus ertragen aber auch nicht die Eintheilung in gutartige und bösartige. Es ist allerdings richtig, dass eine gewisse Art von Neubildungen, einen ganz entschieden infectiösen Einfluss auf den Gesammtorganismus äussert, aber fast alle Neubildungen des Uterus sind hauptsächlich wegen ihres local gefährlichen Charakters zu fürchten. Fast alle Neubildungen des Uterus werden hauptsächlich durch Blutungen, welche sie anregen, gefährlich, und hierdurch sind sie eher zu fürchten als an irgend einer anderen Körperstelle. Ein Krebs irgend eines beliebigen Körpertheiles wird 1) durch seinen infectiösen Charakter, 2) aber durch die Functionsbehinderung dieses Organs gefährlich. Im Uterus aber fällt diese letzte Qualität hinweg, denn die Functionen des Uterus gehören nicht zu den unentbehrlichen, hingegen hat er eine enorme Gefahr durch das stete Anätzen jenes Gesammtsystems, durch welches der Lebenssaft, das Blut kreist, und welchem oftmalige Gelegenheit zum Ausströmen geboten wird. Wirkt nun der Krebs gewissermaassen auf die vielfach verzweigten, zahlreichen Gefässe des Uterus anätzend, so hat eine zweite Reihe von Neubildungen die Eigenheit, durch rasches Wachsthum die Gefässe direct zu zerreissen. Dies gilt von intraparietalen Neubildungen ganz in's Besondere. Eine dritte Reihe von Neoplasmen regt durch directe Neubildung von Gefässen zu Blutungen an. Diese jungen Gefässe widerstehen selten einer stärkeren Congestion, können auf die geringsten, accidentellen Ursachen bersten, und lassen den warmen Butstrom dem Organismus entfliessen.

Die Hauptaufgabe der Therapie wird sein, alle solche Gebilde zu zerstören. Die intrauterine Therapie wird der Indicatio causalis hier selten, aber dann in energischer Weise entgegenwirken. Wir haben schon früher gesehen, dass es schon mit dem Pressschwamm gelingt weiche, kleine, polypöse Gebilde zu zerstören. Viel besser und sicherer gelingt diese Zerstörung durch Injectionen von Aetzmitteln und den Liquor ferri. Die Gefässverödende und solidisirende Kraft des Eisenchlorids bewährt sich bei solchen Gebilden in ausgezeichneter Weise. Gefässreiche Granula, stark vascularisirte, polypöse Wucherungen der Schleimhaut, das Alles ist durch Eisenchlorid der sicheren Zerstörung geweiht. Die Quellen der Blutungen werden ebenso sicher entfernt, wie durch die weit gefährlicheren Ausschabungen.

Für die radical wirksame Heilung gefässreicher Neubildungen mit Eisenchlorid diene folgender Fall.

Krankengeschichte.

Angiom der vorderen Uteruswand. Durch eine Einspritzung von Liquor ferr. geheilt.

Frau D., kleine schmächtige Wittwe, die einmal geboren, von anämischem Aussehn, 45 Jahre alt; leidet seit längerer Zeit an Gicht. Sie kam zu mir im Januar 76 wegen starker Blutverluste, die unperiodisch auftreten. Die Folgen der Blutverluste sind sehr merklich. Grosse Mattigkeit, Kopfschmerzen, Arbeitsunfähigkeit. Der Uterus ist wenig vergrössert, normal beweglich, der Muttermund nicht passirbar für den Finger. Die Sonde zeigt eine starke Anteflexion, trotzdem das Corpus Uteri durch den Darm deutlich zu fühlen ist, so dass aus diesem Befunde allein eine Retroversion geschlossen werden muss. Es liegt hier eine Combination von Anteflexion mit Retroversion vor.

Ein Pressschwamm wird eingeführt und lässt folgenden Befund nach seiner Entfernung erkennen. Der Uterus liegt allerdings retrovertirt; an seiner vorderen Wand liegt eine weiche elastische Geschwulst, die in das Cavum uteri hineinreicht. Dieselbe ist umgrenzt und etwa Taubenei gross. Da nach Herausnahme des Pressschwammes eine starke Blutung eintritt, so wird der Patientin eine volle Spritze von Liq. ferr. in den Uterus entleert. Die Blutung steht im Augenblicke. Nach etwa 14 Tagen wird der Uterus vollkommen retrovertirt gefunden. Die Spitze der Sonde wird nicht mehr vorn über dem Schambeine gefühlt, vielmehr muss man um sie zu fühlen, die Hand tief über dem Fundus eindrücken, auch dann ist sie noch schwer zu entdecken. Es wird behufs nochmaliger Diagnose ein Pressschwamm eingelegt. Nach seiner Entfernung wird die vorher festgestellte weiche Geschwulst vermisst. Blutungen sind bis heute nicht wieder ausser der Periode eingetreten. Die Regeln sind alle 4 Wochen pünktlich. Die Frau befindet sich, abgesehn von ihrer Arthritis, ganz wohl. Die Retroversion besteht fort, ohne die geringste Beschwerde zu machen.

Es ist wohl keinem Zweifel unterworfen, dass die einmalige Umspülung des gefässreichen Gewebes das bewirkt hat, was hypodermatische Ergotineinspritzungen erst nach Wochen bei weichen, gefässreichen Geweben zu leisten im Stande sind.

Die Injection der Tinct. ferr. sesquichlor. genügt um Neubildungen, die nur, oder zum grössten Theile aus Gefässen bestehen, entweder zu zerstören, oder ihnen die Neigung zu Blutungen zu nehmen. Aber sowohl Eisenchlorid als auch andre Injectionsmittel leisten so gut wie gar nichts dort, wo durch intraparietale Geschwülste Gefässe mechanisch zerrissen worden. Die Gefässe liegen zum Theile so tief, dass sie von dem Mittel nicht umspült werden können.

Anders ist es mit der symptomatischen Indication. Haben wir nichts als eine eingetretene Blutung zu bekämpfen, so ist gegen diese unter allen Umständen Eisenchlorid zu versuchen, leistet es nichts, so greife man zum Tampon oder Pressschwamm. Auch beim Carcinoma uteri bediene ich mich dieser Maassregel. Ich erreichte in einem Falle, der unaufhaltsam zum Tode führte, wenigstens Wochen langen Stillstand der Hämorrhagie und Cession der Schmerzen. Ich glaube die Zeit ist nicht all zu fern, wo man jedes Carcinom des Uterus, welches entweder primär im Fundus sitzt oder sich bis auf diesen fortgesetzt, durch Exstirpation des ganzen Uterus behandeln wird. So lange aber diese vollkommen rationelle Therapie nicht Eingang hat, ist eine medicamentöse Einwirkung einer halben, operativen Maassregel in vieler Beziehung vorzuziehen.

Gegen die jauchigen Ausflüsse der Neubildungen sind ergiebige Durchspritzungen von antiseptischen oder besser von desodorisirenden Flüssigkeiten, mittelst eines Catheters à double courrant, eine grosse Wohlthat. Ich empfehle eine Combination von Carbolsäure mit hypermangansaurem Kali.

Nachdem wir die Wirksamkeit der intrauterinen Injectionen nach drei Richtungen zu besprechen uns bemüht haben, gegen Blutungen, Catarrhe und Neubildungen, können wir dies hochwichtige Capitel nicht beschliessen, bevor wir auf die angeblichen Gefahren der Injectionen zurückkommen.

Wenn ich diese Gefahren alle zusammenfasse, so kann man sie unter folgende Gesichtspunkte rubriciren:

1) Die injicirten Flüssigkeiten sind Aetzmittel, als solche veranlassen sie Endometriden, Parametriden, Peritonitiden, Tod.

2) Sie bilden mit dem Schleime und Blute feste Gerinnsel, welche schwer aus dem Uterus eliminirt werden, denselben zu Koliken und Metritiden reizen.

3) Die Gerinnsel können im günstigsten Falle nicht anders als wie Tampons wirken. Die Flüssigkeit könne nie direct

an's Gefässostium gelangen, da sie sofort mit den Uterusflüssigkeiten coagulire.

4) Eine weite Tube könne nie vorher ausgeschlossen werden, eine Injection in den Uterus könne sofortigen Tod durch Uebertritt in's Peritoneum bedingen.

Wir wollen diese Vorwürfe nach einander besprechen.

Was den ersten Vorwurf anbetrifft, so trifft derselbe vor allen Dingen die Aetzmittel. Das Injiciren von scharfen Causticis in die Gebärmutterhöhle hinein, kann allerdings verhängnissvoll werden. Wenigstens lässt sich von vorn herein nicht sagen, ob absolut eine Gefahr ausgeschlossen werden kann. Wir selbst haben ausser Jodtinctur, Eisenchlorid und Glycerin keine Mittel bisher injicirt. Wir sind mit diesen ausgekommen und empfehlen auch Andern in der Auswahl recht sparsam zu sein. Immerhin lässt es sich nicht sagen, warum dasselbe Mittel in Substanz applicirt anders wirken soll als in Solution, warum in dem einen Falle die Aetzung eine Endometritis, die in Parametritis und Peritonitis übergeht, im andern Falle nur eine locae Reizung bedingen soll. Die Thatsachen sind nach diéser Richtung hin nicht aufgeklärt, und wollen wir das Verbot der Injectionen zu einem Verbot gegen alle wirklich intensiv wirkende Aetzungen des Gebärmutterinnern ausdehnen. Hingegen sind Mittel, wie Eisenchlorid, Acet. pyrolignosum etc. nicht als Aetzmitel anzusehn und nach zweckmässiger Vorbereitung des Uterus durchaus zulässig und gefahrlos.

Was den zweiten Vorwurf der Injection betrifft, so ist zuzugestehn, dass sowohl die Injection wie jede andere intrauterine Manipulation schmerzhafte Contractionen herbeiführen kann. Dasselbe kann aber ebenso jeder andere abnorme Inhalt des Uterus bewirken. Dasselbe sehen wir bei Stenosen nnd bei abnorm grossen Anhäufungen von Schleim und Blut ebenfalls, und da die intrauterine Injection nichts anderes bezweckt als dergleichen Zustände, die zu chronischer Metritis führen, zu beseitigen, so ist die Gefahr derselben in keinem Verhältniss zu dem möglichen Vortheil. Dass aber in Folge eines in den Uterus gebrachten Adstringens, die Endometritis zu einer Parametritis und Peritonitis führen kann, wenn der Uterus vorher frei von Entzündungserscheinungen war und gehörig dilatirt worden ist, dafür fehlen mir die Belege.

Der dritte Vorwurf, dass die Flüssigkeit mit dem flüssigen Inhalte des Uterus Gerinnsel eingehe, somit neutralisirt werde, gilt jedenfalls nicht vom Eisenchlorid. Denn schon ein Tropfen genügt, eine grosse Quantität von Secret und Blut zur Gerinnung anzuregen. Da aber gewöhnlich mehr als ein Tropfen injicirt wird, mit Braun's Spritze 18—20 Tropfen eindringen, so lässt sich wohl annehmen, dass der Tampon, der sich gebildet hat, von dem noch nicht coagulirten Rest durchbrochen wird, und dass letzterer hinreicht, um die blutenden Ostien zu contrahiren, event. in die Gefässe zu diffundiren. Andere Flüssigkeiten bedürfen allerdings grössere Quantitäten, um dieselbe coagulirende Wirkung zu entfalten. Doch muss wiederum das Jod hier ausgenommen werden, welches keinerlei Gerinnung hervorbringt.

Auch Glycerin macht keine Gerinnungen. Die Application desselben hat jedoch kaum einen anderen Zweck als den des Auswaschens. Durch das Glycerin wird ein Strom von Flüssigkeit durch die Gebärmutter geleitet. Dasselbe kommt hier kaum in Betracht.

Den vierten Vorwurf, die weite Tube, brauchen wir nicht weiter zu widerlegen, bis uns der Nachweis einer Injection in dieselbe vom Uterus aus, bei Beobachtung aller Vorsichtsmaassregeln gegeben worden ist. Eine weite Tube kann allerdings nicht immer diagnosticirt werden. Hingegen ebenso, wie es physiologisch nachgewiesen ist, dass durch die normale Tube nie Flüssigkeit in's Peritonäum durchgedrückt worden ist, ebenso sprechen die Sections-Resultate dafür, dass nur 2 Mal eine injicirte Flüssigkeit das Tubenostium passirt hat, und in beiden Fällen die nöthige Vorsicht ausser Acht gelassen worden ist. Hingegen kann eine adstringirende Flüssigkeit allerdings in anderer Weise wirken, nämlich so, dass sie ein enges Ostium der Tube verlegt, oder ein weites verengt. In beiden Fällen kann das Secret der Tubenschleimhaut zurückgestaut werden, es wird resorbirt und kann schliesslich zum Tode führen, durch Reizung des Peritonäums oder sonst irgend wie, gleich einem anderen giftigen Stoffe, der an irgend einer Stelle des Körpers resorbirt worden ist. So ist die auffallende Thatsache zu erklären, dass nach Injectionen der Tod eintritt, ohne dass das Peritonäum erkrankt war, oder dass dieses sich im entzündeten Zustande findet, ohne dass der Ausgangspunkt der Entzündung zu entdecken ist, ja, dass die Tubenumgebung normal aussieht. Aehnliche Verhältnisse finden sich auch bei anderen septischen Prozessen. Der Punkt der Aufsaugung ist nicht zu entdecken oder zu markiren, und doch kann dieselbe nur an einer bestimmten Stelle stattgefunden haben. Nicht also durch Uebertritt der Injectionsmasse in den Bauchfellsack, sondern durch Behinderung des Abflusses eines deletär wirkenden Secrets einer Tube und dessen Eindringen in die Blutbahn tritt der Tod ein. Auch diese Thatsache gebietet dringend vor jeder Injection Erweiterung des Uterus. Ist dieser dilatirt, so sind die ventilartig schliessenden Schleimhautfalten nicht so unüberwindbar, und eine mässige Contraction der Tuben wird das Hinderniss beseitigen.

Folgende Krankengeschichten, zusammengestellt aus der Literatur der Todesfälle nach intrauteriner Injection, mögen die Richtigkeit meiner Behauptungen bestätigen. Wir citiren die hierher gehörige Casuistik, so weit sie uns aus der Literatur zugänglich gewesen, und bemerken, dass wir, wo es irgend anging die Originale selbst benutzt haben, wo dies nicht der Fall war, werden wir den Autor, dem wir die betreffenden Angabe entlehnt haben, jedesmal citiren.

Die tödtlich verlaufenen Fälle, so weit dieselben nicht frisch Entbundene betreffen (wie wir früher zu zeigen gesucht haben, eignen sich letztere nicht für Injectionen, wenigstens nicht für Styptica), wurden veröffentlicht von v. Hasselberg, Kormann, Gobian, Becquerel (letzterer erwähnt 3 tödtliche unter 5 sehr stürmisch verlaufenden Fällen) und Kern. Weiter erwähnten Hegar und Kaltenbach einen Todesfall, in welchem der Liquor ferri bis in das Peritonäum gedrungen ist, der andere ebenfalls von genannten Autoren citirte Todesfall beansprucht nicht unser Interesse, da die Injection nach einem Aborte unmittelbar gemacht worden ist. Der von Barnes citirte Uebertritt in die Tube betrifft ebenfalls eine Blutung unmittelbar nach der Entbindung.

Noeggeraths tödlich verlaufener Fall wird irrthümlicherweise Weise einer Injection zugeschrieben, betrifft jedoch eine Auspinselung des Gebärmutterinneren.

Von den nun hierher gehörigen, tödtlich verlaufenen Fällen gelang es uns, ausführliche Krankengeschichten und Sectionsresultate nur von dem Hasselberg'schen und Kormann'schen Falle zu erlangen. Wir lassen dieselben mit Uebergehung des Unwesentlichen in ihnen, im Auszuge folgen.

v. Hasselberg demonstrirt ein Präparat des Uterus einer an Peritonitis verstorbenen Frau, nach einer intrauterinen Injection. Monatsschr. f. Gebtskde. u. Frauenkr. Bd. XXXIV. p. 162. 1869.

Am 19. Sept. wird bei einer Frau, die wegen heftiger Kreuzschmerzen und Urinbeschwerden in das Krankenhaus in Stralsund aufgenommen wurde, eine Anteflexio uteri constatirt. Die Sondirung ist nur mit grösserer Gewalt auszuführen. Da die Blutungen aus der Uterushöhle stammen und auf verschiedene Mittel nicht zu sistiren sind, so wird eine Injection von Liquor ferr. sesquichl. über die Knickungsstelle gemacht. Nach der Einspritzung unmittelbar kein Schmerz, in der Nacht Schüttelfrost. Die nächsten Nächte wiederholt sich der Schüttelfrost. Patientin collabirt, keine Zeichen von Peritonitis. In der 5. Nacht heftiges Erbrechen, zugleich Leibschmerz. Bei einem Brechact furchtbarer Schmerz mit sofortigem Tode.

Section: Beim Einschnitt entströmt der Leibeshöhle stinkendes Gas; die Därme mit Exsudaten verklebt. Die tieferen Partien der Bauchhöhle mit stinkender Jauche von schiefergrauer Farbe gefüllt. Die Quelle der Jauche wird in einer faustgrossen Cyste des rechten Ovarii entdeckt, deren Wände zusammengefallen, aus welcher aber auf Druck sich dieselbe Jauche entleeren lässt. An dieser Cyste lässt sich die Oeffnung der rechten Tube auffinden. Eine dicke Sonde kann von hier in die Tube und Uterushöhle geführt werden. Die Farbe des Uterus und der rechten Tubenschleimhaut ist tintenschwarz, die der linken schiefergrau.

Dies ist einer der zwei Fälle wo in der That die injicirte Flüssigkeit bis an das äussere Tubenende gelangt ist, aber auch hier blieb sie an dieser Grenze stehen. Denn trotz reichlicher Jauche in der Bauchhöhle war dieselbe nicht schwarz gefärbt, wie die Tubenschleimhaut. Die Tube war der Abfluscanal der Jauchecyste gewesen. Die adstringirende Injection hatte den Abfluss gehemmt. Die Schüttelfröste deuten auf eine wiederholentlich stattgehabte Resorption von Jauche, es ist Pyämie aufgetreten und in Folge derselben Peritonitis. Die Cyste wurde praller und ein starker Brechact genügte um dieselbe zum Platzen zu bringen und den Tod herbeizuführen. Bei diesem Falle bestätigt sich unsere Ansicht. Nicht der Eintritt der Injectionsmasse in die Bauchhöhle, sondern die Behinderung des Eiterabflusses, der durch die nicht gehobene Knickung noch verstärkt worden, ist die Todesursache.

2. Fall. Kormann berichtet von einem tödtlichen Falle nach Injection von Acet. pirolignos. Peritonitis 15 Tage nach der Injection. Vier Tage vor derselben seitliche Incisionen durch die Portio. (Arch. f. Gynäkol. V. 2. p. 401. 1873.)

Ein 23jähriges Mädchen, nie entbunden, leidet sehr an Menstruationsbeschwerden. Hochgradige Stenose, die der gewöhnlichen Sonde den Durchgang nicht gestattet. Eine dünne Sonde gleitet hingegen in die Tiefe. Ausser der Stenose, Catarrh, welcher zu Arrosionen in den Uterus hinein führt. Nach vorangegangener, beiderseitiger Dilatation (?) mit der Sonde wird am 15. Oct. eine Injection von Glycerin gemacht. Die Injection wird ohne Reaction vertragen. Nach 3 Tagen wird die Secretion geringer. Am 18. Oct. wird, ohne vorherige Dilatation eine Braun'sche Spritze voll Acid. pirolign. injicirt. Es folgt leichte Ohnmacht. Patientin kommt erst nach 10 Tagen, d. i. am 28. Oct. wieder und berichtet von einer sehr schmerzhaften Menstruation, die sie inzwischen durchgemacht. Es wird eine bilaterale Incision mit der Scheere gemacht. Die heftige Blutung, die dabei erfolgt, wird mit Tampons von Eisenchl. und Glycerin gestillt. Am 29. Oct. vollkommene Euphorie. Die Schnittwunden werden controlirt und als unzureichend gefunden. Die Absicht, sie in den nächsten Tagen zu erweitern, wird vereitelt durch den Eintritt einer heftigen Peritonitis am 2. Nov. Patientin wird in's Krankenhaus übergeführt und stirbt daselbst am 5. Nov.

Section: Diffuse Peritonitis, deren Ausgangspunkte nicht nachweisbar waren. In einer Tube mässige (?) Menge eitrig schleimigen Secrets. Die Uterusumgebung und die der Tuben nicht besonders markirt. Die Uteruswände verdickt.

Auch in diesem Falle ist durch den unzweckmässig vorbereiteten Uterus eine adstringirende Flüssigkeit gespritzt worden. Solange die Secretion der Tuben sich nicht vermehrte, blieb die gegerbte Schleimhaut ohne Einfluss. Nach der Menstruation jedoch, bei welcher eine vermehrte Secretion auch in den Tuben jedenfalls stattfindet, begann das Secret sich zu sammeln. Aber der ursprüngliche Schmerz einer solchen Ansammlung kann wohl übersehen werden. Eine neue Abflussbehinderung tritt nach einigen Tagen durch Tamponade mit adstringirender Flüssigkeit hinzu. Nicht der Einschnitt, aber die darauf folgende Temponade scheinen den Tod gefördert zu haben. Die angefüllte Tuba kann ihren Inhalt nicht entleeren, es erfolgt Resorption des eitrig-schleimigen Inhaltes und diese führt zu Peritonitis und zum Tode. Auch in diesem Falle muss eine unzweckmässige Vorbereitung des Uterus constatirt werden; ebenso leuchtet ein, dass auch hier die Peritonitis nicht Folge eingedrunger Injectionsflüssigkeit, vielmehr durch den retinirten Eiter und Schleim bedingt ist.

Die Fälle von Gubian und Becquerel konnten wir an den von Cohnstein (Beiträge zur chron. Metritis, Berlin, Hirschwald 1868) citirten Stellen nicht finden und lassen daher den Bericht nach Cohnstein pag. 87 und 89 folgen.

Gubian nennt unter den Contraindicationen der intrauterinen Behandlung, vorangegangenen Abort und Entbindung, vorangegangene Menstruation und psychische Alteration. Für letzteres Moment wird eine Frau citirt, bei welcher wiederholentlich Injectionen gemacht worden sind ohne üble Folgen. Dieselbe Patientin erlag einer Injection, als diese nach heftigem Kummer gemacht worden ist.

Ebenso kurz ist der Bericht über Becquerel's Fall. Hier wird nur citirt, dass unter den sechs Fällen genannten Arztes nur in einem der Catarrh vermindert worden, von den übrigen fünf zwei einer Peritonitis erlegen sind.

Der von Schröder in dessen Handbuch (Leipzig, C. Vogel 1874, Sammlung von Ziemssen, pag. 129) citirte Fall von Kern war uns im Original nicht zugänglich, und wissen wir nicht, ob derselbe eine Neuentbundene betraf noch sonstige Details der Krankengeschichte. Der von Hegar und Kaltenbach pag. 83 citirte Fall hat seine Berücksichtigung gefunden. Nicht unerwähnt dürfen wir die Bemerkungen der letzten Autoren lassen, dieselben sagen wörtlich: „Uebrigens haben wir keinen Todesfall aufzufinden vermocht, welcher bei Einhaltung aller Cautelen und Contraindicationen und bei Anwendung der Braun'schen Spritze erfolgt wäre". Um desto überraschender ist in der Folge die weitere Bemerkung: „Nichtsdestoweniger wird man bei dem immerhin zweifelhaften Charakter des Mittels dasselbe am Besten auf solche Fälle beschränken, in welchen gefährliche oder lästige Symptome auf keine andere Weise zu bekämpfen sind". Ein Mittel, welches trotz tausendfältiger günstiger Resultate nur 6 constatirte Todesfälle zur Folge hatte, von denen ausserdem es wahrscheinlich ist, dass in zweien der Tod ebenso durch jede andere Abflussbehinderung von Schleim und Eiter hervorgerufen worden wäre, ein solches Mittel kann keine allzu grosse Gefahr bergen.

Neben den Todesfällen lassen wir einige Krankengeschichten folgen, die ebenfalls den Injectionen zum Nachtheil gereichen sollen.

Trotz der Bemerkung vieler Autoren, dass die Fälle, in denen durch eine Injection in die Gebärmutter Peritonitis und Tod eingetreten sind, nicht selten seien, ist es uns nicht gelungen mehr als die angeführten aufzufinden. Alle übrigen tödtlich verlaufenen Fälle beziehen sich entweder auf andere intrauterine Eingriffe oder auf Injectionen nach Entbindungen.

Vergleichen wir mit diesen Resultaten die irgend eines anderen chirurgischen Verfahrens, welches kann als so sicher hingestellt werden, dass es nicht mehrere Todesfälle aufzuweisen hätte?

Viel häufiger als die Todesfälle sind die stürmischen mit Peritonitiden, complicirten Erscheinungen. Will man auf die immerhin, im Vergleiche zu den glücklichen und reactionslosen Erfolgen, geringe Anzahl Gewicht legen, so ist dem entgegen zu halten, dass Endometritis, Parametritis, Peritonitis Folgen eines jeden uterinen Eingriffes sein können; dass aber mehrere Frauen unmittelbar nach der Injection in einer Seite sofort heftigen Schmerz verspürten, scheint mir darauf zu deuten, dass solche Frauen schon früher in dieser Gegend mit Schmerzen behaftet waren, die durch den entzündlichen Reiz gesteigert worden sind.

Dergleichen Klagen erlebt man nicht gar so selten auch bei einfachen Vaginal-Irrigationen und sie sind kein besonderes Attribut der intrauterinen Injectionen. Andernfalls ist die

Schlussfolgerung unsicher, dass der Ort des Schmerzes auch Ort der localen Entzündung ist.

Jeder Zahnarzt weiss, dass nicht immer der Zahn der kranke ist, in welchem angeblich die Schmerzen sein sollen. Der Nachbarzahn ist der eigentliche Sünder, oder vielleicht der entsprechende Zahn des anderen Kiefers oder, sonst ein Zahn in der Nähe. Aehnlich liegt Angabe und wirklicher Befund auch bei den Unterleibsorganen vor. Wie häufig werden gerade Seitenschmerzen, oder Schmerzen im Kreuze, oder Schmerzen in den Oberschenkeln angegeben, aber weder das Kreuz, noch die Tuben, noch die Ovarialgegend, noch die Oberschenkel sind Sitz des pathologischen Prozesses, vielmehr hat man es sehr häufig mit iradiirenden Schmerzen zu thun, während der eigentliche pathologische Sitz der Uterus selbst, oder dessen nächste Umgebung ist.

Doch dürfen wir auch diese Fälle ohne Erwähnung und Kritik nicht vorübergehen lassen, weil ja Gottlob die Gefahr eines Verfahrens mit ähnlicher Sicherheit wie am Sectionstisch, schon während des klinischen Verlaufes constatirt werden kann.

Besonders prägnante, klinische Bilder liefern einige Autoren nach dieser Richtung, und wollen wir dieselben wiedergeben, soweit uns die Literatur zugänglich war und bitten im Voraus um Nachsicht, wenn ein oder der andere Autor übersehen worden ist.

Historische Wichtigkeit darf ein Fall von Hourmann[1]) beanspruchen, da er die Veranlassung zu den Versuchen Vidal's wurde.

Es wird einer Frau auf der Abtheilung H.'s, wegen hartnäckigen Ausflusses aus dem Uterus, eine Injection in denselben von Nussabkochung gemacht. Das verwandte Injections-

[1]) Bull. gen. d. thérap. 1860. p. 60.

Instrument war eine Klysopompe. Unmittelbar nach der Injection erfolgt seitens der Patientin ein Aufschrei. Schmerz in der regio iliaca sinistra, Schüttelfrost, hohes Fieber, darauf Schmerz, als wollte die Gebärmutter etwas eliminiren (Kolik, Wehen). Metroperitonitis tritt auf. Es bleibt, nachdem Patientin genesen, ein permanenter Schmerz in der linken Seite bestehen. Es ist nicht schwer, den Fall anders zu deuten wie Hourmann, der einen Uebertritt des Decocts in die Tube annimmt. Konnte nicht die Tube ebenso wie der Uterus mit Secret erfüllt sein? Das Decoct adstringirt und verlegt die Ausflussöffnung. Der plötzliche Schmerz jedoch beweist keineswegs einen Uebertritt. Er kann ebenso als heftige durch die Injection angeregte Kolik angesehen werden.

Ausser diesem Falle sind dergleichen noch beschrieben von: Oldham, Pedelaborde, Retzius, Leroi d'Etiolles, Guillemin, Wallichs und die vorhin erwähnten von Noeggerath und Becquerel. Der Fall von Bessems[1]), bei welchem eine Neuentbundene, nach einer Injection von Chlorwasser starb und in welchen die Section in der Vena cava Luftblasen aufwies, gehört nicht hierher.

Der Oldham'sche Fall[2]) bezieht sich auf eine Frau, bei welcher unmittelbar nach einer Uterininjection mit lauem Wasser Schmerz in der Tubengegend folgte. Nachdem dieser vorüberging, wird die Injection wiederholt, die von einer Peritonitis gefolgt war. Die Dauer der Krankheit wird nicht angegeben, und lässt der Fall natürlich die Interpretation Oldham's, dass hier ein Uebertritt durch die Tube stattgefunden, nicht mehr zu, als eine andere, dass es sich hier um heftige Kolikerscheinungen handelte, die schliesslich, wie das bei jeder anderen Kolik möglich, zu Peritonitis führten.

Charakteristisch ist es, dass O. diesem Falle einen in

[1]) Annales d. l. société d'Anvers 1849, p. 65.

[2]) Lond. med. gaz. 1847. Febr. 380.

seinem klinischen Verlaufe, dem vorigen analogen schildert. Nur ist in diesem zweiten eine Vaginalinjection vorangegangen. Ist es aber auch nur denkbar, dass eine Injection in die weite Vagina gemacht, durch die Tube den Spritzeninhalt fördert? Hingegen ist es leicht denkbar und unbedingt constatirt, dass der Reiz des Uterus ebenso kolikartige Contractionen bedingt, wenn derselbe an der Portio stattfindet, als wenn er am Fundus angebracht wird.

Einen weiteren üblen Erfolg wird nach Nussblattdecoct von Pedelaborde, (Original war mir nicht zugänglich, siehe: Cohnstein) publicirt. Drei Minuten nach einer Nussblätterdecoct-Injection stellen sich heftige Schmerzen ein, die sich in kurzer Zeit zur heftigsten Peritonitis steigern. Es ist hier weder gesagt warum, noch wie die Injection gemacht worden ist. Der Deutung ist somit ein weiter Spielraum gelassen. Beweisend gegen die Injectionen ist auch dieser so wiedergegebene Fall nicht.

Dass man jedoch in den meisten Fällen von so übler Folge mit einer Zurückdrängung des abgesonderten Secretes zu thun hat, dafür liefert Retzius[1]) eine hübsche Illustration.

Einem Mädchen wird, während der Menstruation, nachdem die Durchgängigkeit des Halses festgestellt worden ist, eine Einspritzung von Argentum gemacht. Drei Minuten darauf tritt Ohnmacht und grosse Empfindlichkeit des Leibes ein. Die Schmerzen werden erst grösser, sodann geringer. Nach 6 Tagen treten Blutungen und Diarrhoe auf, und mit diesen Erscheinungen tritt Genesung ein. Anamnestisch ist hierzu zu bemerken, dass Patientin schon früher an verschiedenen Affectionen rheumatischer Natur litt, dass Injection wegen Menstruationsbeschwerden, die mit Bauchschmerzen, Schwindel und Brustschmerz eingeleitet wurden, gemacht worden

[1]) Neue Ztschr. f. Gebtskde. Bd. XXXI. 1851.

ist. Schon diese Anamnese spricht dafür, dass in der Gebärmutter eine Abflussbehinderung bestand. Warum denn sonst gerade um die Regelzeit solche Beschwerden? Dass eine Injection in solchem Falle den Abfluss noch mehr behindert, ist, glaube ich, unschwer zu begreifen. Erinnern wir uns hierbei, dass die Injection ebenso, wie jeder andere, intrauterine Eingriff Ohnmacht hervorrufen kann, so wird der momentane Schmerz und die Ohnmacht in diesem Falle nicht auf einen Durchtritt des Argent. durch die Tube bezogen werden können. Die Peritonitis aber, deren Krisis mit dem Austritt des zurückgehaltenen Secretes zusammenfällt, erklärt sich leicht aus einer Retention eben dieses Secretes.

Leroi d'Etiolle[1]), dessen Fall wir kurz in der in der unten angeführten Notiz nachgelesen haben, fand in einem Falle, nach Injection vor Althaedecoct, mässigen Schmerz der Scheide, Geschwulst und Schmerz in der Seite. Derselbe nahm auf Druck nicht zu. (Wo ist nun die Peritonitis?) Wehenartige Schmerzen folgten, und Tympanitis blieb zurück. Haben wir in diesem Falle etwas Anderes als weit verbreitete Kolik des Uterus und der Tube? Weshalb die Injection gemacht worden ist, und ob der Uterus völlig durchgängig war, geht aus dem Berichte nicht hervor.

Grösseres Interesse[2]) beansprucht der Fall von Wallichs, weil in demselben ein Bild entrollt wird, wie es nicht klarer für eine Resorption von septischen Stoffen sprechen kann. Hier wird einer Frau wegen heftiger Blutungen aus einem geknickten Uterus, der die Sonde über die Knickung nur schwer passiren lässt, eine Injection von Eisenchlorid gemacht. Die erste Injection war ohne Reaction, aber auch ohne Erfolg. Die zweite, mit concentrirter Lösung, hatte bald Schüttelfrost, Fieber und wochenlange Krankheit zur Folge.

---

[1]) Froriep's Notiz. Bd. XVII. 364.

[2]) Arch. f. Gynäkol. I. Bd. p. 160.

Wallichs, trotzdem er während des ganzen Verlaufes Empfindlichkeit des Leibes nicht constatiren konnte, schwankt zwischen der Annahme von Peritonitis und einer Edometritis, und findet zwischen diesem und dem v. Hasselberg'schen Falle grosse Aehnlichkeit. Die Aehnlichkeit kann in beiden Fällen nur darin gefunden werden, dass es sich eben in beiden um einen septischen Resorptionsprocess handelt, der in dem einen Falle zum Bersten einer Cyste, im anderen zu Erscheinungen auf der Lunge etc. mit Uebergehung des Peritonäums führt.

Zum Schlusse mögen von den vier Fällen Noeggerath's[1]) zwei besprochen werden. Der dritte erzählt einen günstigen Erfolg nach Jod, der vierte: Tod nach Auspinselung. Die beiden Fälle, in denen Injectionen gemacht worden sind, zeigten sehr stürmische Erscheinungen. Der erste hiervon ist um so überraschender, als scheinbar in demselben alle Vorsichtsmaassregeln beobachtet worden sind, und der Abfluss der injicirten Flüssigkeit mit Sicherheit festgestellt worden ist. Die Injection wurde nach Erweiterung des Uterus, wegen einer seit 23 Jahren bestehenden Blutung mit verdünntem Liquor ferr. ausgeführt. Es folgten derselben nach einigen Stunden recht beunruhigende Erscheinungen, Peritonitis, Fieberhitze. Schliesslich trat langsame Reconvalescenz ein. Betrachten wir jedoch die näheren Umstände vor der Injection, so erfahren wir, dass dieselben für eine solche kaum ungünstiger gedacht werden können. Der ganze Uterus erschien vergrössert, selbst auf geringen, äusseren Druck recht empfindlich. Das linke Ovarium vergrössert und sehr empfindlich. Die Untersuchung durch das Rectum ergiebt ein intramurales Fibrom. Es ist nach den heutigen Erfahrungen, fast undenkbar, dass die Injection in ein so entzündetes Organ reactionslos ertragen werden könnte, und zu verwundern ist nur, dass

[1]) Contribution of midwichery by Noeggerath and Jacobi. New-York 1859. pg. 26.

nicht die Pressschwämme bereits heftige Reactionen hinterliessen. So ist es natürlich, dass die Krankheit damit beginnt, dass die vorher schon so empfindlichen Theile nun nach der Injection noch empfindlicher geworden, und dass die partielle, bereits bestandene Peritonitis zu einer allgemeinen wurde. Dennoch beweist auch dieser verhängnissvolle Fall nichts gegen die Injectionen im Allgemeinen, jede andere medicamentös adstringirende Einwirkung auf die Innenfläche der Gebärmutter hätte dasselbe zur Folge gehabt. Wohl aber beweist er die Zuverlässigkeit des Eisenchlorids. Wie in dem von mir beobachteten und oben mitgetheilten Falle, genügte eine einzige Injection einer seit 23 Jahren blutenden Geschwulst die Neigung zu Hämorrhagien zu nehmen.

Der zweite Fall jedoch, in welchem wegen eines profusen Catarrhs Injection von Argent. (1: 4) gemacht wurde, macht eine Erklärung nicht schwer. Hier traten Erscheinungen von Seiten des Peritonäums und Fieber auf, nach dem heftiges Erbrechen vorangegangen. Und dies folgt fast auf dem Fusse der Injection. Dabei ist die Flüssigkeit wieder abgeflossen und die Injection nur wenig über den äusseren Muttermund gemacht worden. Ich glaube nicht, dass man hierin etwas Anderes sehen kann, als die verhängnissvollen Folgen einer Ausflussversperrung. Die Injection wurde, wegen profusen Catarrhs gemacht. Die Reconvalescenz wird mit einer spontanen Blutung aus der Gebärmutter eingeleitet.

Guillemin[1]), welcher sonst immer günstige Resultate nach Injectionen hatte, musste bei einer Frau auch eine ungünstige Erfahrung machen. Die Frau, welche vor 9 Monaten entbunden war, bekam eine Injection von Gummiwasser. Warum, wird im Berichte nicht gesagt. Die Folge war, eine 8 Tage zu früh eingetretene Menstruation. Als darauf Sol.

---

[1]) Fricke u. Oppenheim, Ztschr. f. gesammte Medicin, Bd. XII. p. 251.

Zinci injicirt wird, treten Frost, Hitze, Wehen und anhaltende Blutung ein. Merkwürdiger Weise erfuhr der Referent, dass die Frau schon früher unter ähnlichen Zuständen (ohne Injection) menstruirte.

Was folgt nun aus dieser casuistischen Zusammenstellung? Dass üble Zufälle und Krankheiten nur in Fällen (Kormann) vorgekommen, wo Injectionen keinen Abfluss hatten, oder wo vorherige Contraindicationen, als Entzündungszustände (Barnes), Knickungen (Wallichs, v. Hasselberg) etc. bestanden haben, oder wo durch die Injection dem Abflusse des Secrets ein Hinderniss in den Weg gelegt wurde (v. Hasselberg, Hegar).

Dass mit Ausnahme weniger Fälle ein Uebertritt in die Tuben nicht stattgefunden, vielmehr eine Versperrung des normalen Ausflusses vorhanden gewesen, dafür sprechen fast alle Krankengeschichten und Sectionsbefunde. Wir wollen diese Gründe noch einmal reccapituliren.

Wenn nach einer Injection plötzlicher Schmerz in der Tubengegend eintritt, so kann derselbe durch zurückgehaltenes Secret ebenso erzeugt werden, wie durch Eintritt einer Flüssigkeit. Derselbe Grund kann auch bei einer plötzlich aufgetretenen Geschwulst in der Tubengegend vorhanden sein.

Tritt eine ätzende oder adstringirende Flüssigkeit in die Bauchhöhle sofort ein, so muss die Stelle der primären Peritonitis markirt sein; dies ist in den wenigsten Fällen nachgewiesen worden. Hingegen kann eine Aufsaugung des Eiters stattfinden, ohne irgend ein Zeichen an der Resorptionsstelle zurückzulassen. Dann tritt erst Fieber ein, und im Verlaufe desselben Tod, mit oder ohne Peritonitis. Die Fälle nach Injectionen in die Gebärmutter sind solche von secundärer Peritonitis, oder ganz ohne diese. Eine Peritonitis ohne Schmerzen des Bauchfells ist ein Unding. Ebenso ist eine

Peritonitis, ohne Steigerung der Schmerzen auf Druck gewiss nicht festgestellt, und müssen wir die Annahme derselben zurückweisen, da weder eine zurückgebliebene Tympanitis (Leroi d'Etiolle) noch eine geringe Empfindlichkeit (Retzius) dieselbe beweisen.

Dass die von bösen Folgen begleitete Injection, in den meisten Fällen nicht anders wirkt, als durch Hemmung des normalen Abflusses, wird durch verschiedene andere Methoden und Zustände bewiesen, die von denselben klinischen Bildern gefolgt werden, wie sie in den Injectionen folgen sollen. Die Symptome sind Fieberfrost, Hitze, Empfindlichkeit des Bauchfells, oder irgend ein anderes secundäres Entzündungssymptom von Seiten eines Organs, in welchem sich secundäre Ablagerungen etabliren können.

Schon die acute Metritis bietet ein solches Bild, aber meist wird die Uterusschleimhaut, die in geschwollenem Zustande den Abfluss verlegt, nach einigen Tagen abschwellen, dem Secret Abfluss gestatten, und eine wiederholte Resorption des pyrogenen Stoffes nicht mehr stattfinden.

Dasselbe Bild bietet sich uns aber auch zuweilen bei Knickungen dar, wenn dieselben so hochgradig geworden, dass ein Abfluss nicht möglich ist. Aber auch auf Vaginal-Injectionen (Landsberg[1]), Oldham), Pressschwamm-Einführungen, Blutentziehungen (deren Folge oft eine locale Hyperämie und vorübergehende Versperrung des Abflusses ist) können stürmische, den vorigen analoge Bilder folgen.

Noch eines Punktes müssen wir erwähnen. Es sind Fälle vorgekommen, in denen Defecte der Uteruswandungen constatirt worden sind. In solchen, höchst seltenen Fällen, kann natürlich directer Austritt in die Bauchhöhle nicht vermieden werden. Doch glaube ich nicht, dass man nach vorhe-

[1]) Neue Ztschr. f. Gbtskde. Bd. XII. 1842.

riger Dilatation, dergleichen Substanzverluste wird übersehen können.

Anders jedoch liegt die Injectionsfrage bei frisch Entbundenen. Wir haben wiederholentlich auf die Gefahr hierbei aufmerksam gemacht. Hier wird die Injection nur wegen Blutung gemacht, und das dazu am häufigsten verwandte Mittel ist der Liquor ferri.

Wir haben zu zeigen versucht, wie dies Mittel styptisch wirkt, und uns zu beweisen bemüht, dass dasselbe in dünnwandigen Venen durch Diffusion und Aspiration eine Gerinnung und zwar durch letztere ein leicht zerspaltbares, käseartiges Gerinnsel hervorruft. Nun ist ein solches Gerinnsel ein harmloses und unschädliches Ding in kleinen Venen. Anders verhält es sich in grossen. Was an Thieren experimentell bewiesen worden, ist manchen Autoren auch am lebenden Menschen bestätigt worden (vergl. pag. 72). Es sind mit die traurigsten Erfahrungen eines jeden Chirurgen und Gynäkologen, Patientinnen zu verlieren, die unmittelbar nach der Operation sich ganz wohl befanden. Plötzlich werden dieselben von stürmischen, nicht fieberhaften Symptomen befallen, gewöhnlich tritt Flockenlesen, Deliriren, Athemnoth ein, und die Patientinnen bleiben todt in Folge eines solchen Anfalls. Oder der Anfall geht auf Minuten, Stunden und Tage vorüber, und eine Wiederholung endet mit dem Tode. Hier beweist die Section nicht selten, dass nichts anderes als eine Embolie, ausgehend von einem Thrombus, die Todesursache war. Um wie vielmehr muss die Gelegenheit zu solcher Todesart gegeben werden, wenn die weiten, offenen Gefässe mit so leicht zerspaltbaren Thromben, wie sie durch Einwirkung des Eisenchlorids auf's Blut bewirkt werden, gleichsam vollgestopft werden.

Injicirt man aber nicht Eisenchlorid, sondern eine andere nicht so leicht diffundirende, aber adstringirende Flüssigkeit, so muss man bedenken, dass der puerperale Uterus ausser Blut auch Schleim absondert, und dass adstringirende Flüssigkeiten den Abfluss des letzteren leicht hindern, und so zu Resorptionen septischer Stoffe Veranlassung geben könnten.

Dies ist auch der Grund, wesshalb bei vorhandenem Puerperalfieber uns das Ausspritzen der Gebärmutter mit stärkeren Antisepticis, welche immer etwas ätzen oder adstringiren, nicht recht gefallen will. Ein Hineingelangen septischer Stoffe aus der Atmosphäre kann gewiss durch einen desinficirten Wattefilter, der in die Vagina gelegt wird, verhindert werden. Aber wir wissen nicht, ob nicht etwa der normalste, abgesonderte Schleim, sobald er erst eliminirt worden, schon septische Eigenschaften besitze, deren Zurückhaltung und Anhäufung eine Blutvergiftung bedingt. Beim Abschnitte über Catarrh haben wir uns darüber ausgesprochen, und die Ansicht hingestellt, dass das normale Secret sogar zurückgehalten, pyrogen wirke. Sollte diese unsere Ansicht richtig sein, dann folgt für neu Entbundene die Regel, den Abfluss eher zu befördern, wenn uns solche Mittel zu Gebote stünden, als durch die Nebeneigenschaft desinficirender Mittel denselben zu behindern.

Wir müssen, trotzdem die postpuerperalen Blutungen nicht in unser näheres Thema hineingehören, doch auch diese mit berücksichtigen, damit aus der günstigen Ansicht, die wir in Bezug auf die Bekämpfung der Blutung ausserhalb des Puerperio mit intrauterinen Injectionen haben, nicht etwa der Schluss gezogen werde, dass auch das Wochenbett dieselben Chancen biete.

Wenn Barnes trotz solcher Erfahruugen ein warmer Anhänger des Verfahrens bei Placenta praevia und anderen Wochenbetthämorrhagien ist, so muss andererseits bedacht werden, dass er seine Injectionen auf die äussersten Fälle beschränkt haben will, auf jene, wo die Chance der Verblutung grösser ist, wie diejenige der Tödtung durch nachträgliche Embolie.

Dass Barnes die Gefahr des Mittels nicht so sehr in's Auge fasst, kommt, weil ihm die eigentliche Wirkung des Eisenchlorids nicht bekannt ist. Er sagt, dass dieses Mittel styptisch wirke 1) durch Contraction der Ostien, 2) durch Bildung von Gerinnseln an den Ostien, 3) durch Muskelcontraction. Ueberdies habe Eisenchlorid antiseptische Eigenschaften. Dass aber das Eisenchlorid durch Diffusion die Gefässe mit Gerinnsel erfülle und dadurch die Gefahr steigere, ist dem englischen Kliniker unbekannt.

Bevor wir das wichtige Capitel der Injectionen verlassen, müssen wir die allgemeinen Contraindicationen und Vorsichtsmaassregeln noch einmal wiederholen, selbst auf die Gefahr hin, durch schon Gesagtes zu ermüden. Aber die Regeln, die wir vorangeschickt, ergeben sich gleichsam als Schlüsse der Krankengeschichten und Sectionen, und haben bei nochmaliger Wiederholung mehr den Charakter des schon Bewiesenen, während sie an früherer Stelle nur als etwas zu Beweisendes gelten konnten.

Also kurz:

Es darf nur wenig auf einmal injicirt werden. Die Flüssigkeit soll langsam eindringen; der Abfluss muss durch Dilation vorbereitet und durch Reiben des Uterus unterhalten werden.

Jede Knickung, Stenose, starke Entzündung des Uterus oder seiner Adnexe, ist Contraindication gegen Einspritzungen.

Bei Befolgung dieser Regeln ist weder, noch wird, wie wir glauben, in Zukunft eine schwere Krankheit als Folge der Injection zu beklagen sein.

Anhang.

Der Vollständigkeit halber müssen wir noch einiger Untersuchungs- und Behandlungsmethoden Erwähnung thun, über welche uns keine eigenen Erfahrungen zu Gebote stehen, die aber doch in ein Lehrbuch über intrauterine Behandlung hineingehören.

Zu erst gehören hierher die verschiedenen intrauterinen Untersuchungsmethoden, die wie der Pressschwamm, eine Dilatation des Uterus, und wie das Speculum eine Besichtigung des Innern der Gebärmutter bezwecken. Erstere soll sehr schnell bewirkt werden, während doch die Pressschwamm-Erweiterung immer einige Stunden, selbst Tage, in Anspruch nimmt.

Einen in Amerika gebräuchlichen Dilatator hat Dr. Peaslee erfunden. Er besteht aus einer Anzahl Stahl-Bougies, die auf einen Griff einzeln aufgeschraubt werden können. Sie haben die Krümmung einer Sonde und etwa $1\frac{1}{2}$ Zoll vor ihrem Ende, eine kolbige Anschwellung. Die dünnste Nummer des Dilatators ist etwa doppelt so stark, als unsere gebräuchliche Uterinsonde. Sie wird zuerst eingeführt, sodann die zweite u. s. w., bis man die nöthige Weite erlangt hat. Es ist jedoch manchmal nicht möglich eine weitere Nummer zu nehmen, wegen allzugrosser Rigidität, und dann bedient sich Peaslee eines Pressschwammes. Die Vortheile dieser Dilatation liegen bei nachgiebiger Uteruswand darin, dass sie schnell die nöthige Erweiterung bieten, bei rigidem aber, dass es möglich ist, sofort eine grössere Nummer des Pressschwammes einzuführen.

Ein weiterer Dilatator, dessen Wirkung jedoch in bescheidenen Grenzen bleibt, hat Dr. Priestley angegeben. Derselbe sieht wie eine einfache Sonde aus und wird wie diese eingeführt. Durch eine Schraubenvorrichtung am Griffe, wird der obere Theil der Sonde in der Mitte auseinandergetrieben, so dass sich der Stab entzwei spaltet, aber so, dass er am Sondenknopfe und der Kuppe vereinigt bleibt und der geöffnete Dilatator den Conturen einer Aderlass-Lancette entspricht.

Atlee und Ellinger haben in neuerer Zeit einen Dilatator construirt, der auf den einfachsten Principien beruht. Derselbe ist scheerenförmig, die beiden Scheerenblätter zusammen sind dünn und lang und werden sondenartig eingeführt. Nach der Einführung werden die Scheerengriffe einander genähert und die oberen Hebel hierdurch auseinander getrieben. Man kann sie sodann in beliebiger Distanz nähern.

Ein weiterer, jetzt ziemlich vergessener Dilatator existirt von Busch.

Alle diese Instrumente haben in Deutschland wenig Anklang. Mindestens haftet ihnen die Gefahr eines brüsquen Sondirens an. Bei weicher Gebärmutter mögen sie sich leicht und bequem handhaben, aber hier wird schon der Finger als Dilatator fungiren können. Bei rigidem Uterus sind sie jedenfalls mit Gefahr verbunden und bedürfen oft einer nachträglichen Pressschwamm-Erweiterung. Etwas Anderes ist es mit diesen Dilatatoren zur Nachbehandlung blutiger Erweiterungen, doch wird auch hierbei von den Meisten der Pressschwamm vorgezogen. Da übrigens die stumpfe Nachbehandlung nach blutiger Erweiterung überhaupt noch sehr discussionsfähig ist, so können wir diese Dilatatoren nicht sehr empfehlen.

Den Dilatatoren reihen sich die intrauterinen Specula an. Von diesen sind auch nur englische Erfindungen bekannter.

Das Speculum von Dr. Atchill ist genau dem Cusco'schen Spiegel nachgebildet, nur ist es natürlich viel kleiner, und die beiden Blätter werden durch Schraubenvorrichtungen auseinander getrieben, die in einen langen Stab ausgehen. Der so angewandte Spiegel soll einen Schutz der gesunden Uterinschleimhaut gewähren, bei localer Application von Medicamenten auf umgrenzte Stellen.

Aus ähnlichen Gründen hat Peaslee eine Röhre construirt. Dieselbe gleicht einem Catheter, nur ist sie etwa 2 Zoll lang und $^1/_2$ Zoll dick. Entsprechend dem Catheter hat die Röhre Fenster (3 an Zahl). Es werden durch diese hindurch auf die Schleimhaut Medicamente aufgetragen.

Zur intrauterinen Medication gehört ferner die Cauterisation mittelst Glühhitze. Es ist an und für sich gewiss gleichgültig, ob die Glühhitze mittelst Electricität, mittelst Flamme oder durch directe Anwendung des Glüheisens applicirt wird. Die Electricität hat allerdings den Vortheil, dass man den Draht direct an eine Stelle bringen, und an derselben wieder erglühen lassen kann, verdient daher die meiste Aewendung und verspricht die grösste Zukunft. Allerdings müsste man hierbei auch Mittel besitzen, um genau die kranke Stelle zu diagnosticiren und zu isoliren. Allgemeine Aetzungen der intrauterinen Schleimhaut mittelst des Cauterium actuale haben vor andern intrauterinen Aetzungen keinerlei Vortheil.

Auch die Electricität in Gestalt des faradischen sowohl als des constanten Stromes ist in Anwendung gekommen.

Duchêsne de Boulogne hat eine electrische Sonde angegeben. Horatio Storen in Boston (Amer. Journ. Jan. 1864. p. 81) hat von äusserer Anwendung der Electricität, bei welcher der Uterus ähnlich wie das Hirn electrisirt wird, nie Erfolg gehabt. Doch trat Wirkung ein, wenn der eine Pol in Gestalt einer Sonde eingeführt wurde. Die Anwendung der Electricität geschah auch in Form der electrischen Sonde und der electrischen Intrauterin Pessarien. Beide sind Stäbe, die aus Zink und Blei zusammengeschmolzen, in den Uterus gebracht, daselbst einen electrischen Strom erzeugen sollen. Incrustationen, die man nach längerem Verweilen solcher Stäbe im Uterus gefunden, sollen darauf deuten, dass in dem Uterusschleim eine Zersetzung stattgefunden, die Martin und Andere auf Einwirkung des electrischen Stromes zurückführen.

Endlich sei hier schliesslich des Cohnstein'schen Vorschlags erwähnt, (ob er viele Nachahmung gefunden, ist mir nicht bekannt), im Uterus eine Luftverdünnung herzustellen. Dies wird durch eine enganschliessende Spritze, die gefüllt mit alkalischer Flüssigkeit ist, ausgeführt. Der Raum zwischen der Portio und dem langen Spritzenhalse wird durch eigens präparirte Schwämme ausgefüllt. Wird der Stempel zurückgezogen, so soll damit die Flüssigkeit und ein Theil der Luft mit eingesogen und der zurückbleibende Rest der Luft verdünnt werden. Hierdurch soll eine lebhaftere Circulation bedingt werden. Das Blut, welches vorher durch Pressschwämme der Gebärmutter zugeführt worden, soll in derselben gleichsam „fixirt“, und der Zufluss nach der Schleimhaut gefördert werden, wie sich Cohnstein pag. 98 ausdrückt. Uns scheint es vielmehr, dass der nächste Effect der Luftverdünnung ein Anlegen der Schleimhaut an die Spritze sein wird. Um wirklich eine Luftverdünnung zu bewirken, müsste mindestens der Gegendruck, die auf die Gebärmutter vom Darme und der Blase her wirkenden Luftsäule aufgehoben worden. Hierzu stehen uns keine Mittel zu Gebote.

Um das Secret des Schleimes vor einem intrauterinen Eingriff zu entfernen, hat Hennig[1]) eine Saugpumpe angegeben. Einfacher kann man denselben Zweck erreichen durch einen gedeckt hinaufgeführten Saugschwamm. Eine vorherige Schleimreinigung hat jedenfalls mehr diagnostischen als therapeutischen Werth.

[1]) Catarrh d. weiblichen Geschlechtstheile.

FSC
www.fsc.org
MIX
Papier | Fördert gute Waldnutzung
FSC® C083411

Zeitfracht Medien GmbH
Ferdinand-Jühlke-Straße 7
99095 Erfurt, Deutschland
produktsicherheit@kolibri360.de